ANNEROSE UND JÖRG-RÜDIGER SIECK

Heilerinnen im Mittelalter

Annerose und Jörg-Rüdiger Sieck

heilerinnen im Mittelalter

Das verlorene Wissen der Frauen

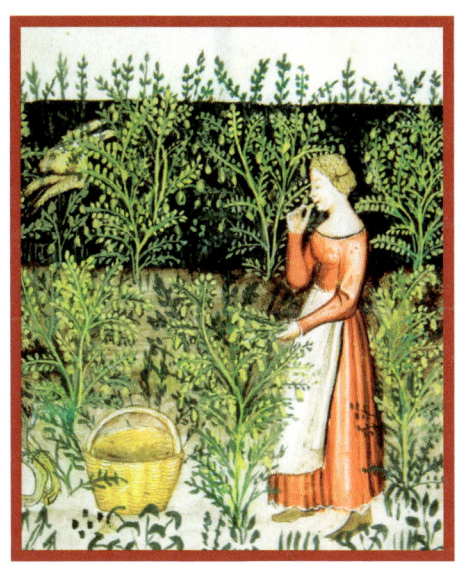

tosa

Inhalt

Einige Worte vorweg

Die Geschichte der weiblichen Heilkunst verlief alles andere als gradlinig. Höhen und Tiefen bestimmten das Wirken und Leben aller Heilerinnen. Frauen, die über außergewöhnliche Kräfte verfügten, wurden verehrt und geheiligt, etwa im alten Ägypten oder antiken Griechenland, aber auch gefürchtet und verdächtigt. Des Verkehrs mit dem Teufel bezichtigt, verbrannt, aus Zünften und Universitäten ausgeschlossen, mit Berufsverbot belegt – ein grausames Ende war häufig vorgezeichnet.

Ihre Akzeptanz hing eng mit dem jeweils herrschenden Frauenbild zusammen. Die Frage nach ihren Fähigkeiten entpuppte sich immer wieder auch als Machtfrage. Ihr Schicksal lag ausschließlich in den Händen von Männern – Männer, die sie nicht nur als Konkurrentinnen fürchteten, sondern die auch argwöhnten, sie könnten im Bunde mit ihren Leistungen gesellschaftliche, ökonomische oder politische Rechte einfordern und damit die „Gesellschaft auf den Kopf stellen". Fast immer mussten heilkundige Frauen und Hebammen in ihrem gesellschaftlichen Umkreis um Anerkennung ringen, sieht man einmal von der kurzen Blütezeit der Schule von Salerno und den kräuterkundigen Nonnen im europäischen Mittelalter ab.

Frauen saßen seit Menschengedenken am Bett von Gebärenden, Kranken oder Sterbenden und standen ihnen bei, so gut sie es eben konnten. Sie pflegten, beteten und heilten – im Hintergrund – mit Intuition, Anteilnahme, Kenntnis um Ernährung und Pflanzen und dem geheimnisvollen Wissen der Vorgänge rund um die Fortpflanzung. Ihre Erfahrungen wurden weitergegeben, verschlüsselt in Mythen und Märchen, Geschichten, Aberglaube, Ritualen, die eine Frau von der anderen übernahm. Im Mittelalter waren Heilerin und Hebamme Lehrberufe für Frauen, die von einer auf die andere übergingen.

Geheimnisvoll waren die weisen Frauen, die Kräuterweiber, die auf Wissensquellen zurückgriffen, die wir heute nicht mehr nachvollziehen können. Im Hochmittelalter, als Frauen in den Städten vorübergehend mehr Rechte erhielten, kam ihr Wissen zu neuer Blüte. Beruhigende und fiebersenkende Hausmittel, schmerzstillende und heilende Kräuter, Verhütung und Abtreibung, Massage- und Trancetechniken bis hin zu chirurgischen Eingriffen (Kaiserschnitt) sind dokumentiert. Magie gehörte immer dazu. Die weisen Frauen nutzten Gebete oder Zaubersprüche, bewusstseinsverändernde Drogen, sie suchten heilige Orte wie Quellen oder Berge auf, bevorzugten besondere Sonnen- und Mondstellungen und bedienten sich der Tiere als Führer auf den Pfaden der Seele. Teile ihres Wissens ähneln frappierend den schamanischen Ritualen.

Erst der „Hexenhammer" setzte diesem weiblichen Wissensstrom ein Ende. Eine Zeit der Bekämpfung heilkundiger Frauen durch die Obrigkeit brach an, in deren Verlauf sie systematisch aus ihren Schlüsselpositionen verdrängt wurden. Man degradierte sie zu Helferinnen und dienenden Pflegerinnen unter der Ägide männlicher Ärzte. Unterdrückt wurde damit auch ihr einst reiches Wissen von Empfängnisverhütung und Geburtenregelung, das den Frauen ein Stück Selbstbestimmung über ihren Körper gegeben hatte, den Herrschenden allerdings immer schon ein Dorn im Auge gewesen war. Die Verdrängung der Frauen aus der Medizin war gründlich und hatte fatale Folgen. Erst gegen Ende des 19. Jahrhunderts begannen die Frauen ihre einst so wichtige Funktion im Bereich des Gesundheitswesens wieder zu erobern. Doch es sollte lange dauern, bis das ganzheitliche Wissen der weisen Frauen und Hebammen wieder eine tragende Rolle spielte.

Angesehen und verehrt: Heilende Frauen in der Antike

Nicht erst im Mittelalter, sondern bereits in den frühen Kulturen spielten heilkundige Frauen eine entscheidende Rolle in der Gesellschaft. Im Zweistromland, bei den Arabern, den Ägyptern, in Griechenland, in Rom und bei den nordischen Völkern wurden sie als „Wurzelkundige" und weise Frauen verehrt, als Heilerinnen, Kräuterweiber und Zauberinnen hoch geschätzt. Von ihrem Einfluss künden eine Vielzahl von Mythen. Auch die antike Götterwelt zeugt davon. Arme und Wohlhabende wandten sich im Alltag gleichermaßen an Frauen, meist erfahrene Heilerinnen in der Nachbarschaft oder umherziehende Heilkundige, die für jedes Wehwehchen und Leiden eine Tinktur oder Salbe parat hatten. Auch als wissende Geburtshelferinnen, die sich zudem in Empfängnisverhütung und Abtreibung auskannten, halfen Frauen ihren Geschlechtsgenossinnen. Da Heilen, Magie und Religion untrennbar miteinander verbunden waren, suchten weise Frauen Rat und Unterstützung bei Heilgöttinnen. Diese waren fester Bestandteil ihres Lebens.

Im Land der großen Pharaonen

Das Wissen um die Heilkunst war im alten Ägypten hoch entwickelt und die Ärzte besaßen über die Grenzen des Reiches hinweg einen hervorragenden Ruf. Der griechische Geschichtsschreiber Herodot (484–424 v. Chr.), der Ägypten im 5. Jahrhundert v. Chr. bereiste, äußerte sich begeistert über die Spezialisierung der Mediziner: „Alles ist voll von Ärzten. Da sind Ärzte für Augen, für den Kopf, für die Zähne, für den Leib und für innere Krankheiten." Doch trotz gut ausgebildeter Ärzte – auch am Nil war die Kunst des Heilens untrennbar von Magie und Religion. Zauber- und Beschwörungsformeln zur Heilung von Krankheiten finden sich bereits in den Pyramidentexten des Alten Reiches.

Die altägyptische Gesellschaft bestand – so der feste Glaube – aus Göttern, Toten und Lebenden. Außerdem bewohnten Geister, Dämonen und böse Kräfte, die z. B. Frauen bei der Niederkunft, Säuglinge und Schwache bedrohten, Erde, Luft und Wasser. Götter und Verstorbene versuchten die Menschen mit Gebeten und Opfern gnädig zu stimmen. Die Mittel, mit denen man die Welt der Geister beeinflussen konnte, waren Zauberei und Magie. Magie galt als wichtigstes Schutzmittel des Einzelnen. Mithilfe von Beschwörungsritualen gelang es, die Erzürnten zu besänftigen und Dämonen zu vertreiben, Krankheiten zu heilen und bei Unfruchtbarkeit, Schwangerschaft und Geburt zu helfen.

Gleichberechtigt: Die Herrin des Hauses

Am Nil war die Stellung der Frau einzigartig. Für Herodot, der Frauen nur als Geschöpfe kannte, die an das Haus gebunden waren und praktisch weder Einfluss noch Rechte in der Gesellschaft hatten, stand die Welt Kopf, als er sich das Treiben der ägyptischen Frauen ansah. „Die Ägypter selbst scheinen in ihren Sitten und Gebräuchen die normalen Gepflogenheiten der Menschheit umgekehrt zu haben. So gehen die Frauen zum Markt und treiben Handel, während Männer im Hause sitzen und weben." Entsetzt stellte der Geschichtsschreiber fest: „Die Männer tragen die Lasten auf dem Kopf, die Frauen auf den Schultern. Die Frauen lassen ihr Wasser im Stehen, die Männer im Sitzen."

Die Bezeichnung „nebet per" – Herrin des Hauses – zeugt von der hohen Stellung der ägyptischen Frauen. Dem Mann gleichgestellt, durften sie überall hingehen, eigene Entscheidungen treffen und über Besitz verfügen. Sie trugen ihren Teil der Verantwortung, ob im Haus, auf dem Markt oder in einer Werkstatt. Obwohl eine Reihe von Berufen nur Männern vorbehalten blieb, etwa in der Verwaltung, konnten Frauen ihren Lebensunterhalt in den verschiedensten Bereichen verdienen, etwa als Handwerkerin, Musikantin, Kosmetikerin, Blumenbinderin, Hebamme oder sogar als Ärztin.

Bereits in der vierten Dynastie sind Frauen als Ärztinnen nachgewiesen, Jahrtausende, bevor so etwas in Europa überhaupt denkbar war. Die erste nachgewiesene Ärztin war Merit Ptah um 2700 v. Chr. Ihr Sohn, ein hoher Priester, nannte sie die „Oberärztin", was deutlich macht, dass sie ein hohes Ansehen erreichte. Immerhin wurde ihr Abbild auf der Stufenpyramide von Saqqara verewigt. Als heilkundig galt auch Mentuhotep, die 2000 v. Chr. lebte und deren Reise- und Hausapotheke in den Staatlichen Museen zu Berlin aufbewahrt wird.

In fast allen Mythen oder Religionen der frühen Kulturen gelang es Frauen, weibliche Göttergestalten zu etablieren. Sie waren ihre persönlichen Beschützerinnen und Helferinnen, die sie in ihrer Arbeit als weise Frau und Hebamme unterstützten. Die meisten weiblichen Göttinnen besaßen deshalb positive Eigenschaften und Tugenden, etwa Mildtätigkeit und Großzügigkeit, während sich die Fähigkeiten ihrer männlichen Götterkollegen auf brachiale Gewalt, Krieg oder Tapferkeit beschränkten. Im christianisierten Mittelalter übernahmen dann die Heiligen diese Funktion.

Beschützerinnen von Mutter und Kind

Hathor, die Göttin des Tanzes, der Musik und der Liebe, wurde mit der griechischen Liebesgöttin Aphrodite gleichgesetzt. Sie wurde entweder als Kuh oder in Menschengestalt mit Kuhattributen dargestellt, über ihre Stirn wand sich die giftige Uräusschlange. Auf Grund der Mutterschaft von Hathor waren Frauen davon überzeugt, dass diese ihnen zum Kindersegen verhelfen könne. Die Göttin wurde auch angerufen, wenn Entbindungen bevorstanden, um die Geburt zu erleichtern. Ihre Priesterinnen, die „Hathore", waren Tänzerinnen, Sängerinnen und Musikerinnen. Auch weissagende Frauen und Prophetinnen wurden später so benannt.

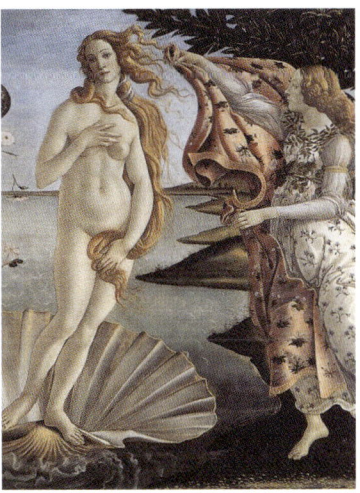

Geburt der Venus (Botticelli)

Für die Zeit nach der Zeugung stand die Frau und das Kind in Altägypten unter dem Schutz der Gottheiten Bes und Thoeris. Bes zählte zu den volkstümlichen Göttern und Dämonen der altägyptischen Religion. Er galt als Halbgott, der mit seinem breiten fratzenhaften Gesicht, seiner drolligen, dickbäuchigen und zwergenhaften Gestalt als abwehrender Schutzgeist gegen das Böse wirkte. Nach altägyptischer Vorstellung bedrohten böse Geister und Dämonen bereits das neugeborene Kind. Um es zu schützen, riefen Frauen Bes zur Abwehr. Dargestellt mit einer Keule oder einem Messer in der Hand, erkennt man deutlich seine schützende Funktion. Gegen den bösen Blick von bösen Geistern – ein Glaube, der auch das ganze Mittelalter durchzog – trugen Frauen sein Abbild als Amulett.

11

An seiner Seite stand die Göttin Thoeris. Sie wurde in Gestalt eines aufrecht stehenden Nilpferdes mit dickem Bauch, hängenden Brüsten und Löwentatzen dargestellt. Mit den Vorderbeinen hielt sie die Schleife „sa", ein Symbol magischen Schutzes. Sie galt als Schutzgöttin, die schlechte Mächte vertrieb. Bei den Entbindungen hielt die Göttin die bösen Geister fern. Thoeris und Bes besaßen zwar keine eigenen Tempel wie die großen Götter Ptah oder Amun, aber sie besaßen einen festen Platz in den Heimen und Herzen der Ägypter. Obwohl beide durchaus als friedfertig anzusehen waren, waren sie nicht zu unterschätzen. Bei Bedarf konnten sie mit gefletschten Zähnen und heraushängender Zunge grimmige Gesichtszüge annehmen, wodurch sie Unheil abwehrten und böse Einflüsse fernhielten.

Schutzgottheiten der Gebärenden

Zu den Schutzgottheiten der Gebärenden zählte die Göttin Meschenet. Sie trug als Attribut ein rohrähnliches Gebilde auf dem Kopf, das am oberen Ende in zwei Spiralen auslief und als Gebärmutter gedeutet wurde. Der Name Meschenet stand in enger Verbindung zu den Gebärziegeln, zwei Ziegel, die der Frau in hockender Stellung als Stütze unter den Füßen dienen sollte. Der Geburtsvorgang und das Kind bedurften des magischen Schutzes gegenüber den bösen Geistern, die überall ihr Unwesen trieben. Die Gebärziegel der Meschenet bewahrten die Frauen vor den bösen Machenschaften der aggressiven und hinterlistigen Dämonen. Neben Meschenet galt die Skorpiongöttin Selket als Beschützerin des Lebens und Schutzgöttin der Heilenden. Dargestellt wurde Selket mit einem Skorpion auf ihrem Haupt. Vor dem Stich dieses Tiers sollte sie bewahren, weshalb sie in Zaubersprüchen zum Schutz vor diesem gefährlichen Tier angerufen wurde. Selket galt überhaupt als heilkundige Zauberin, die ägyptischen Zauberer hießen „Propheten der Selket".

Isis – die große Göttin des Heilens

Isis galt als allmächtige Zauberin, die sämtliche Geheimnisse und zukünftigen Ereignisse kannte. Inschriften belegen, sie sei „klüger als alle Götter". Der Göttin wurden magische Kräfte und eine große Beharrlichkeit zugeschrieben. Mit ihren Fähigkeiten stand sie vor allem erkrankten Kindern bei. Als Schutzgöttin der Toten wurde sie mit ausgebreiteten Flügeln dargestellt, die an den Sargwänden dargestellt waren und Sicherheit bieten sollten. Ein Schutzamulett mit dem Namen der Göttin war das so genannte „Isis-Blut", auch bekannt als „Isis-Knoten". Es wurde gegen Blutungen getragen.

Fest in Frauenhand: Schwangerschaft und Geburt

Kinder waren im alten Ägypten sehr erwünscht. Blieb die Schwangerschaft aus,
hielten Hebammen eine Reihe von Rezep-
ten bereit – darunter die Empfehlung, sich
über ein dampfendes Gebräu aus Weihrauch, Öl, Datteln und Bier zu kauern.

Wollte sich eine Frau Klarheit ver-
schaffen, ob sie schwanger war oder nicht,
führte sie mithilfe einer weisen Frau einen
„Schwangerschaftstest" durch: Sie goss ihren Urin über Getreidekörner und beob-
achtete, ob sie zu keimen begannen. Bei
schnellerem Wachstum der Sprösslinge
war die Schwangerschaft bestätigt. Obwohl
eine Schwangerschaft das eheliche Glück
gewöhnlich vervollständigte, zeugen diverse Verhütungsmittel davon, dass Nach-
wuchs nicht immer erwünscht war. Bei
Prostituierten etwa war die Anwendung
von Verhütungsmitteln gang und gäbe. So
konnten Krokodilsdung und Honig dem
Sperma den Weg versperren. Ein anderes
Rezept spricht von gemahlenen Akazien-
spitzen, die Gummiarabikum beinhalten,
das eine chemische Wirkung auf das Sperma ausübt und die Empfängnis verzögert.

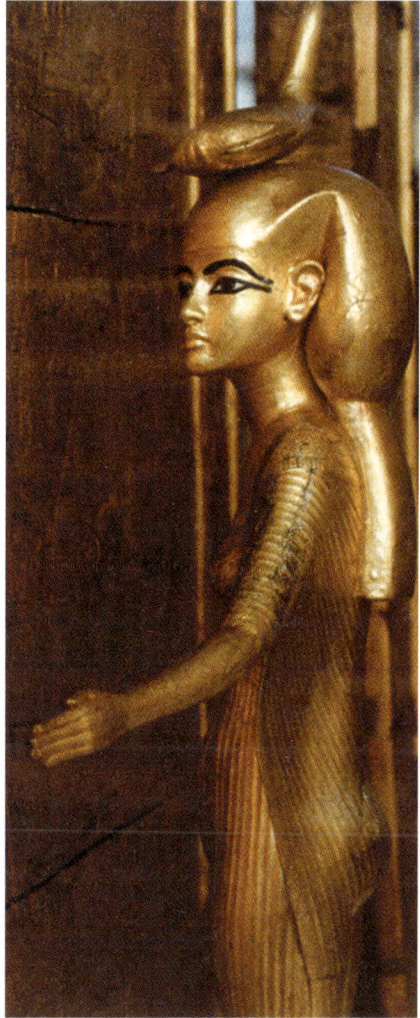

*Selket-
statue
aus dem
Grab
Tutanch-
amun im
Ägypti-
schen
Museum
Kairo*

Hebammen wussten immer Rat

Sie kannten sich aus, die Geburtshelferinnen, die ein breites Angebot an tierischen,
mineralischen und pflanzlichen Arzneien aus der so genannten Dreckapotheke bereit hielten. So wussten sie auch von Mitteln bei Komplikationen in der Schwangerschaft: Bei Blutungen wurden klein geschnittene Zwiebeln mit Wein zu einer

13

Masse verrührt und in das Genital der Frau eingeführt, bei Brusterkrankungen verabreichten die Hebammen „Salben aus Fliegenkot, Rinderkot, Honig, Salz und mancherlei Pflanzen". Wenn die Geburt nahte, wurde die Frau von den Geburtshelferinnen in die so genannte Wochenlaube auf dem Dach oder im Hof geführt. Dies war eine Laubhütte mit Säulen aus Papyrus und einem Dach aus Matte, Blumen und Girlanden. In einer solchen Wochenlaube hielt sich die Frau während der Geburt und in den ersten Wochen danach auf, denn in dieser Zeit galt sie als unrein und sollte das Haus nicht beschmutzen. Zur Geburt waren nur die Hebamme und andere Helferinnen anwesend, selbst Priester durften nicht dabei sein.

Magie spielte eine sehr wichtige Rolle bei der Geburt. Während der ganzen Prozedur wurden Zaubersprüche „zur Trennung des Kindes vom Leib der Mutter" aufgesagt. Manchmal versuchte man auch durch Zaubersprüche, welche die Gebärende mit der Göttin Isis oder Hathor gleichsetzt, den Geburtsvorgang zu beschleunigen.

Heilgöttinnen im antiken Griechenland

Auch im antiken Griechenland beruhte die Volksmedizin auf Magie und Zauberei. Die Menschen glaubten fest daran, dass Krankheiten allein von den Göttern ge-

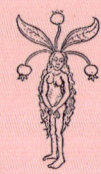

Hippokrates
Eine echte wissenschaftliche Medizin entwickelte sich erst im 5. Jahrhundert v. Chr. Verbunden ist ihre Entstehung mit der Person des Hippokrates, des größten Arztes des Altertums, der um 460 v. Chr. auf Kos geboren wurde, als Angehöriger einer Familie, die ihre Wurzeln beim Heilgott Asklepios sah und seit Generationen dem Ärztestand angehörte. Hippokrates war der erste, der es verstand, das Wissen über Krankheit und Gebrechen im Wort festzuhalten. So ist ein vielbändiges Corpus medizinischer Schriften erhalten. Die Harmonie der Körperfunktionen und der Körpersäfte stand im Mittelpunkt seiner Lehre. Ihre Störung führe zu Krankheiten, denen der Arzt durch Schröpfen, Aderlass, abführende Mittel, notfalls durch chirurgische Eingriffe abhelfen müsse. Die mittelalterliche Medizin übernahm später diese Viersäfte-Theorie.

sandt wurden. Folglich standen Priester und Priesterinnen an der vordersten medizinischen Front. Die vielen griechischen Heilgötter und -göttinnen wurden in
den Schatten gestellt von Asklepios, den man mythologisch zum Sohn des Apollon
und der Nymphe Koronis erhoben hatte. Dem berühmten Asklepios wurden
grundlegende Erkenntnisse der Medizin zugeschrieben: Chirurgie, Kuren, Dosierung von Medikamenten als Gift oder Heilmittel. Schnell machten auch Wunderheilungen die Runde und verstärkten den Charakter des Göttlichen noch mehr. Auf
der Insel Kos befindet sich das weltberühmte Asklepieion, das wohl älteste Kran-
kenhaus der Welt, das von Hippokrates gegründet wurde. Die Ruinen des riesigen
Komplexes mit Tempel, Behandlungszimmern und Altar stehen noch heute.

Die Töchter des Asklepios

Während der höchste Heilgott Griechenlands die Menschen gesunden ließ und ihre
Schmerzen linderte, repräsentierten seine beiden Töchter Hygieia und Panakeia die
Aspekte der Vorsorge und Genesung. Hygieia war als Göttin der Gesundheit im
Volk sehr beliebt. Die schöne Tochter des Asklepios genoss mit ihrem Vater im Kult-
zentrum von Epidaurus höchste Verehrung der Gläubigen. Ihr Attribut ist die
Schlange, die den Kranken zärtlich im Heilschlaf berührte. Das von Hygieia abge-
leitete Wort Hygiene bedeutete bei den Griechen eine umfassende Gesundheits-
lehre oder einen gesundheitsförderlichen Lebensstil. Gesundheit galt als das wert-
vollste Geschenk der Götter. Hygieia feierte man in einem besonderen Kult, dessen
Hauptstätte in Athen stand. Ihr mythischer Zauber wirkt bis ins moderne Griechenland, denn ihr Abbild hängt dort noch in vielen Apotheken. Panakeia, ihre
Schwester, hatte die Aufgabe der Krankenheilung und trug den Beinamen die „Al-
lesheilerin", weil sie sich bestens mit Heilpflanzen und Kräutern auskannte.

Artemis – die Geburtshelferin

Im östlichen Mittelmeerraum beheimatet, galt Artemis als alte bedeutende Mut-
tergottheit, gütig und grausam zugleich. Sie war Geburtshelferin, Herrin der Tiere
und Mond- und Todesgöttin. Sie war Übermutter, Symbol für Fruchtbarkeit und
repräsentierte, wie Isis in Ägypten, die vielschichtigen, teilweise konträr wirkenden
Kräfte der Weiblichkeit.

Sie war die Jungfrau, die die Promiskuität förderte, die Jägerin, die als oberste
Jagdherrin den individuellen Tod der einzelnen Tiere bestimmte und zugleich das
Überleben der Art sicherte. Sie tötete jeden, der ein trächtiges Tier oder Jungtiere

jagte. Sie beaufsichtigte die Fortpflanzung der Menschen, vom Geschlechtsakt bis zur Geburt. Der berühmteste Tempel der Artemis in Ephesus gilt als eines der sieben Weltwunder. Dort im Museum steht eine turmhohe Statue von ihr, deren Oberkörper über und über mit Brüsten bedeckt ist, Sinnbild für die „Nährende". Im Umfeld des Heiligtums dürfte damals der Handel mit volksmedizinischen Präparaten und den weit verbreiteten Geburtsamuletten geblüht haben. Das Geburtsfest der Artemis, die ihrerseits in ganz Griechenland als wichtigste Schutzgöttin der Gebärenden galt, gehörte zu den größten Festen der Stadt, bei denen auch die Artemismysterien vollzogen wurden.

Hekate – die Göttin der Zauberei

An der Seite der wissenden und weisen Frauen im antiken Griechenland stand die Göttin Hekate, der Liebling des griechischen Volkes. Hekate war hilfreich und unheimlich zugleich, trug eine Fackel und Schlangen im Haar. Jegliche Zauberei und Giftmischerei stand unter ihrem persönlichen Schutz. Vor allem bei Frauen fand die Herrin der Zauberei Zuspruch, die römischen Hebammen standen ihr am allernächsten. Hekate trieb nachts ihr Unwesen: Dann zog sie mit ihren heulenden Hunden in wilder Jagd durch die Gegend und brachte jedermann Verderben, dem sie begegnete. Ihr wurden Opfergaben an Kreuzwegen, Friedhöfen und Hauseingängen (Türschwellen) dargebracht. Am letzten Tag des Monats wurden Bannrituale durchgeführt und Hekate und den Verstorbenen wurden Opfergaben an den Kreuzwegen gegeben. Zu Vollmond wurden Hekate zu Ehren heilige Mahle durchgeführt, von den Resten dieser Mahle durften arme Menschen und Obdachlose essen. Bis heute als Heilmittel bekannt ist der „Trank der Hekate", ein Sud aus der inneren Weidenrinde. Seine schmerzlindernde Wirkung verdankt dieses Heilmittel der darin enthaltenen Salicylsäure, die auch die Grundlage für unser heutiges Aspirin bildet. Später im Mittelalter wurde sie zur Göttin der Hexen gemacht, die mit ihren heulenden Hunden, Wölfen und Geistern Kreuzwege und Gräber

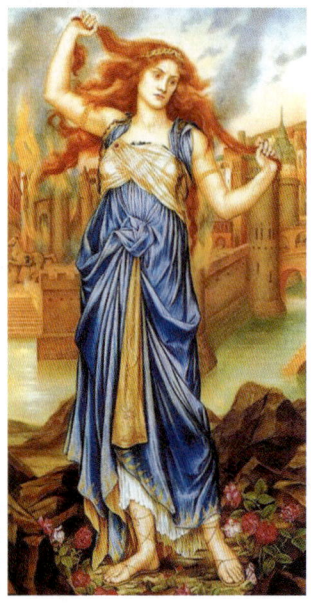

Kassandra (Gemälde von De Morgan)

heimsuchte. Im heutigen Heidentum wird Hekate meist als eine Göttin der Weisheit und der Verwandlung verehrt und ihr Kult wird von einzelnen Neuheiden und neuheidnischen Gruppen wieder belebt. Zu nennen ist hier vor allem die Wicca-Religion, die sich als neue Form einer heidnischen Naturreligion der Hexen versteht, in den USA viele Anhänger hat und dort als Religion anerkannt ist.

Sehende, orakelnde und allwissende Frauen

Weitere Göttinnen traten den weisen Frauen und Geburtshelferinnen zur Seite. Kirke half, wenn es um Gifte und deren Gegenmittel ging. Persephone konnte kranke Zähne und Augen heilen, Athene schaffte es, Blinden das Augenlicht zurückzugeben, Leto kannte sich in der Chirurgie aus und Demeter, die Fruchtbarkeitsgöttin, nahm sich Frauen und Kindern an. Auch als „Sehende" traten Frauen auf: Pythia war der Titel der

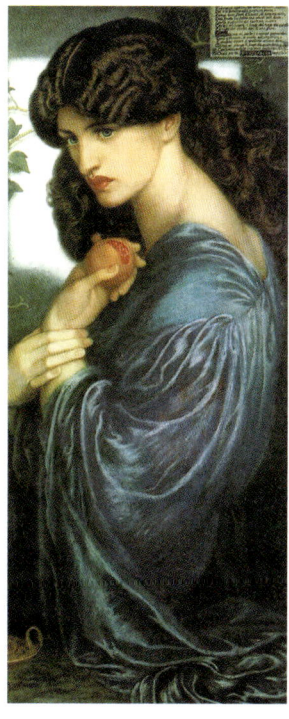

Fruchtbarkeitsgöttin Persephone (Gemälde Rossetti)

Priesterin, die im Tempel von Delphi den Ratsuchenden weissagte. Sie durfte als einzige Frau den Apollontempel betreten – ansonsten war der Kult ausschließlich männlichen Priestern und Gläubigen vorbehalten. Die auf einem von einer Pythonschlange umrankten Dreifuß sitzende Pythia nannte dem Patienten oder der Patientin Diagnose und Therapie. Kassandra, die Tochter des trojanischen Königs Priamos und Hekabe, soll ebenfalls die Gabe der Vorsehung besessen haben. Doch niemand schenkte ihren Vorhersagen Glauben. So warnte Kassandra vergebens gegen Ende des Trojanischen Krieges vor dem Trojanischen Pferd und der Hinterlist der Griechen. Die Trojaner glaubten ihr nicht, die Stadt ging unter. Noch heute noch nennt man jemanden eine „Kassandra", der zutreffend, aber vergebens vor einer drohenden Gefahr warnt.

Gesetze und Sitten verurteilten die Frauen in Griechenland zu dauerhafter und erstickender Isolation. Die ideale Frau war unsichtbar und dabei fleißig wie eine Biene. Ihre Tage verbrachte sie am Webstuhl oder mit der Kindererziehung und

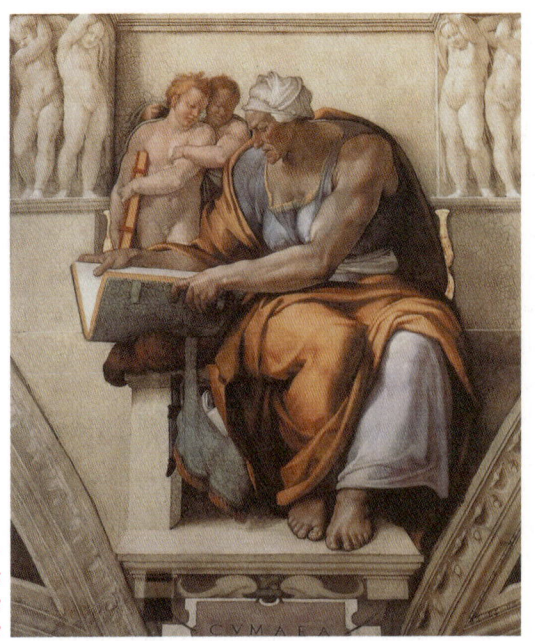

*Michel-
angelos
Cumäische
Sibylle*

Haushaltsführung. Der Philosoph Aristoteles bezeichnete die Frau als „verunglückten Mann". Die untergeordnete Rolle zeigte sich auch im Wohnungsbau. Die Frauenräume befanden sich stets im rückwärtigen Teil des Gebäudes, weitab von der Straße. Hier mussten Frau und Kinder den Tag verbringen, während Männer sich auf der Agora (Marktplatz) herumtrieben oder sich mit ihren Kurtisanen (Huren) vergnügten. In einer Komödie von Aristophanes (448–385 v. Chr.), einem Stückeschreiber und Zeitgenossen des Sokrates (469–399 v. Chr.), beschweren sich die Frauen über ihre Abgeschlossenheit: „Der Mann überwacht uns ständig, sperrt uns ein, hinter Riegel und Gittern, und der Hausherr hält sogar Hunde, um Eheschänder abzuschrecken." Doch der weibliche Protest traf bei den griechischen Männern auf taube Ohren.

Die angesehene „Nabelschneiderin" Phainarete

Trotz Riegel und Gitter und männlicher Bevormundung: Auch im antiken Griechenland wirkten Frauen als Heilerinnen und Ärztinnen. Am häufigsten waren heilkundige Frauen jedoch als Hebammen anzutreffen. Das sollte sich auch im Mittelalter nicht ändern. Viele Geburtshelferinnen wurden wie Heilige verehrt. „Nabelschneiderinnen", „Hineintastende", „unter den Schenkeln Wegnehmende" wurden sie genannt. Kneten und Streicheln des Unterleibs zur Beschleunigung des Geburtsvorgangs oder Verbesserung der Kindslage, Darreichung von schmerzlindernden oder Wehen fördernden Mitteln, persönlicher Zuspruch, magische Zauberformeln: Dies alles gehörte neben der Versorgung des Neugeborenen zu den Tätigkeiten, die eine griechische Hebamme beherrschen musste. Höher qualifizierte Geburtshelferinnen nannte man Arzthebammen. Sie führten operative Eingriffe

durch und waren neben der reinen Geburtshilfe für die Behandlung aller Frauenkrankheiten zuständig. Sie genossen hohes Ansehen in der griechischen Gesellschaft. Auch Phainarete, die Mutter des Sokrates war eine Arzthebamme. In einem
der Dialoge Platons lobt Sokrates die Mutter mit den Worten: „Ich bin der Sohn einer angesehenen und tüchtigen Hebamme."

Furchtlos: Die Ärztin Agnodike

Einige Berühmtheit erlangte in Griechenland eine gewisse Agnodike. Um 300 v.
Chr. wagte sie – als Mann verkleidet – in Alexandria bei dem griechischen Arzt He-
rophilos Medizin und Geburtsheilkunde zu studieren. Sie praktizierte danach in
männlicher Garderobe so erfolgreich in Athen, dass Neider den vermeintlichen Arzt
anklagten, er verführe die Patientinnen. Daraufhin gab sich Agnodike als Frau zu
erkennen, worauf ihr Vorspiegelung falscher Tatsachen und Praktizieren als Frau
vorgeworfen wurde. Einer Verurteilung zum Tode entging sie nur deshalb, weil sich
zahlreiche Frauen auf ihre Seite stellten und den Ehemännern im Fall einer Verurteilung Agnodikes drohten, sie zu verlassen.

Die Folge war: Agnodike durfte weiter praktizieren und eine Gesetzesänderung
erlaubte, dass frei geborene Frauen Medizin studieren und praktizieren durften. Ihnen war es aber nur erlaubt, Patientinnen zu untersuchen und zu behandeln. Nach
ihrer Freilassung habe Agnodike vor allen Anwesenden stolz ihr Kleid gelüftet, um
ihre Weiblichkeit zu dokumentieren, so heißt es.

Heilkundige Hetären

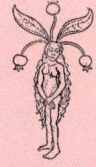

*Unter Hetären verstand man ganz allgemein käufliche Frauen, mit denen
Männer sexuelle Beziehungen eingingen. Im Gegensatz zu einfachen
Dirnen galten sie jedoch als gebildet. Einige von ihnen, wie z. B. Aspasia,
die Freundin und spätere Frau des Perikles, brachte es zu hohem
gesellschaftlichen Ansehen. Erwiesen sich die Hetären als sehr geschickt,
wurden sie in allen gesellschaftlichen Kreisen auch als Hebammen hoch
geschätzt. Über lebensspendende und lebensvernichtende Pflanzen und
Arzneien wussten sie bestens Bescheid, auch über empfängnisverhütende
Methoden und Abortiva zur Abtreibung unerwünschter Liebesfolgen waren
sie informiert.*

Traditionelle Volksmedizin in Rom

Auch die Römer glaubten, das Flüche, zornige Götter und böse Geister Krankheiten verursachten. Obwohl Ärzte praktizierten, wandte sich das Volk mit seinen Sorgen und Leiden lieber bittend an Heilgötter oder an Frauen, die etwas von Heilkräutern und Zaubersprüchen verstanden. Davon gab es in Rom sehr viele. Natürlich nutzten auch windige Scharlatane die Gunst und boten an Marktständen ihre Heilsalben, Kräuter, Drogen oder sonstige Wundermittel feil. Der Staat überwachte die medizinischen Tätigkeiten nur sehr freizügig, so dass er erst bei schwerwiegenden Vergehen einschritt.

Ungeachtet der Fortschritte in der griechischen Medizin verschloss man sich im republikanischen Rom den wissenschaftlichen Erkenntnissen und begnügte sich mit der traditionellen Laien- und Volksmedizin. Diese umfasste Diät- und Badekuren, Heilkräuter- und Wundbehandlung. Ärzte wurden als überflüssig angesehen. Man war der Meinung, dass es unnötig sei, die Kranken ärztlich versorgen zu lassen, da das Schicksal und die Götter ohnehin die Menschen sterben ließen, die sie hinwegzuraffen beabsichtigten. Die in Rom „scientia herbarum" genannte Kunst, Verwundeten und Kranken mit Heilkräutern wieder auf die Beine zu helfen, wurde dem Sohn vom Vater bzw. der Tochter von der Mutter weitergeben, so dass das Wissen viele Generationen hindurch erhalten blieb. Die traditionelle römische Hausmedizin nutzte neben alten Hausmitteln auch magisch-religiöse Praktiken, um die bösen Geister zu vertreiben. Trotz aller Kritik übernahmen die Römer später viele medizinische Grundkenntnisse der Griechen.

Weise Frauen, Zauberinnen und Ärztinnen

Einen Beruf übten nur wenige Römerinnen aus. Die typisch weiblichen Berufe, wie Näherin oder Hebamme, überwogen, während der Anteil an Geschäftsfrauen oder auch Händlerinnen im Vergleich zu den Männern gering war. Die meisten Frauen, die im Römischen Reich die Heilkunde praktizierten, stammten aus angesehenen Patrizierfamilien und genossen ein unüblich hohes Maß an Freiheiten. Als Beispiel dafür mag Octavia (70–11 v. Chr.) herhalten, die Schwester des Kaiser Augustus. Sie verfasste ein Arzneibuch, deren Rezepte in der römischen Oberschicht häufig angewandt wurden.

Im Dienste der Gebärenden: die Arzthebammen

Den Gebärenden zur Seite standen Hebammen. Einfache Hebammen konnten sich bei Ärzten fortbilden und waren anschließend als „obstetrices", d. h. Gynäkologinnen, anerkannt. Der Arzt Theodorus Priscianus widmete in seinen medizinischen Abhandlungen das dritte Buch über Frauenkrankheiten einer Victoria, die er als „liebste Gehilfin seiner Kunst" bezeichnete. Man kann davon ausgehen, dass diese Victoria bei ihm die Ausbildung zur Hebamme machte und für ihn als Assistentin, als Arzthebamme bzw. „medicae" arbeitete.

Auch Plinius der Ältere (23–79 n. Chr.) erwähnte eine solche Gynäkologin namens Olympias aus Theben, die sogar selbst ein Kompendium über Frauenkrankheiten mit einer dazugehörigen Rezeptsammlung verfasst haben soll. Ihr Werk ist nicht erhalten, aber Plinius erwähnt es mehrfach in seiner „Naturalis historia". Immer wieder berichteten sowohl Galen als auch Plinius von Frauen, die über kosmetische Mittel, Abortiva, Heilkräuter und Schmerzmittel und die „Fieber der Gebärenden" geschrieben haben sollen.

Römerinnen wandten sich im Krankheitsfall – aus Scham, sich entkleiden zu müssen – lieber an eine Hebamme als einen ihnen fremden Arzt. In diesem Sinne ist auch die Tätigkeit der römischen Ärztinnen zu sehen, die vielfach ihr medizinisches Wissen hinter ihrem eigentlichen Beruf Hebamme tiefstapelten. Dies spiegelt sich in der Berufsbezeichnung „iatromaia" (Arzthebamme) wieder. Der Geschichtsschreiber Plutarch (46–120 n. Chr.) berichtete von Forella T. L. Melaniona, einer „Medica a mammis", einer Spezialistin für weibliche Brüste. Für die römische Zeit ist der Beruf der medica zwar zahlenmäßig in geringem Umfang, flächenmäßig jedoch über das gesamte Imperium verteilt nachzuweisen.

Einige dieser Arzthebammen brachten es zu hohem Ansehen. So berichtete Galen von einer Antiochis und nahm einige ihrer Salbenrezepte auf, auch das Weichpflaster aus Wachs, Honig und Harz gegen Ischiasbeschwerden, das berühmt war.

Die römischen Hebammen beherrschten die Kunst der Untersuchung mit einem Spiegel. Oft gehörte zu ihrer Ausrüstung eine Sonde, um die Tiefe der Scheide, somit das Tiefertreten des Köpfchens, zu messen, und ein Speculum, um bei Bedarf den Muttermund freizulegen. Bei einer Geburt waren meist nur Frauen im Zimmer, darunter die Hebamme. War ein Arzt anwesend, stand er in der zweiten Reihe. Nachdem der Säugling geboren war, wurde seine Lebensfähigkeit geprüft und die Nabelschnur abgetrennt. Dies nannte man „levare" (das Hochheben des Kindes vom Boden), und es wurde von der Hebamme gemacht. Anschließend wur-

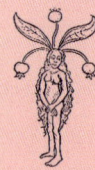

Die ideale Hebamme

Während der Herrschaft des Kaisers Trajan entwickelte der Arzt Soranos (98–138 n. Chr.), von Ephesos das Idealbild einer gebildeten römischen Hebamme. Sie sollte integer vom Charakter her sein, in Theorie und Praxis bewandert sowie Hygiene und Therapie beherrschen. Hieraus ist abzulesen, dass es mittlerweile theoretische Unterweisungen gab und auch die Forderung nach der Erfahrung der eigenen Geburt war fallengelassen worden. Im krassen Gegensatz dazu stand im Westreich das Ansehen der Hebammen auf dem Land, da sie meist auch das Wissen um Empfängnisverhütung und Abtreibung besaßen und darüber hinaus noch uralte magische Rituale praktizierten. Daraus lässt sich wiederum erkennen, dass auf dem Lande das alte Wissen rund um die Geburt von Generation zu Generation weitergegeben wurde. Nicht umsonst gab es zahllose Geburtsgottheiten und Geisterwesen.

de der Säugling von ihr gebadet, gewickelt und in die Wiege gelegt. Eine der bekanntesten ehrbaren Hebammen Roms war Scribonia Attice aus Ostia. Sie lebte und arbeitete im 2. Jahrhundert n. Chr.

Empfängnisverhütung, Abtreibung und Kaiserschnitt

Hippokrates schreibt in seinem Werk „Das Wesen der Frauen": „Wenn eine Frau nicht empfangen will, mache sie es sich zur Gewohnheit, nach dem Beischlaf den Samen herausfallen zu lassen." Etwas genauer als Hippokrates wusste es im 2. Jahrhundert n. Chr. der römische Arzt Soranus, der meinte, „die Frau solle in dem Augenblick, da der Mann seinen Samen ausstoße, den Atem anhalten und ihren Körper zurückziehen. Anschließend solle sie aufstehen, in die Hocke gehen und kräftig niesen". Auch das Ausspülen mit saurer Flüssigkeit vor oder nach dem Geschlechtsakt empfahl er.

Zum Schutz vor ungewollten Kindern benutzte man im antiken Rom die allgemeine Empfängnisverhütung, die Abtreibung und die Kindesaussetzung. All diese Mittel zur Vermeidung der Mutterschaft waren anerkannt und geduldet. Empfängnisverhütung war Frauensache. Man benutzte als allgemeine Verhütungsmittel Zedernharz, Essig, Salzwasser und Olivenöl. Es wurden jedoch auch Amulette mit magischer Wirkung verwendet. Manche Paare versuchten Schwangerschaften mit Enthaltsamkeit an den fruchtbaren Tagen zu verhindern, doch durch die mangelnde Kenntnis über die Biologie der Frau hatte diese Methode kaum Erfolg.

Die Abtreibung wurde nicht als Verbrechen angesehen, denn der Fötus galt aus strafrechtlicher Sicht noch nicht als Mensch. Die Grenze zwischen Abtreibung und Verhütung scheint nicht sehr groß gewesen zu sein. Erst 200 n. Chr. wurde festgelegt, dass eine Frau, die ohne Einverständnis ihres Mannes abtrieb, für kurze Zeit verbannt wurde. Wenige Frauen besaßen den Mut, ohne Hilfe abzutreiben. Sie baten Freundinnen oder heilkundige Frauen um Unterstützung. Abgetrieben wurde durch starke Abführ- oder Brechmittel. Heftige Bewegungen und schweres Heben sollten zum Kindesverlust beitragen. Die gefährlichste Variante war der Eingriff mit Metallsonden. Helferinnen wurden meist härter bestraft als die Frau selbst. So genannte Giftmischerinnen oder Engelmacherinnen mussten in Bergwerken arbeiten oder wurden auf Lebzeit verbannt, wenn eine Frau bei der Abtreibung starb.

Bereits das Römische Recht kannte die Verpflichtung, an einer im Sterben liegenden oder soeben verstorbenen Schwangeren einen Kaiserschnitt vorzunehmen, um möglicherweise das Kind zu retten oder es zumindest getrennt beerdigen zu können. Diese „lex caesarea" wird in den Digesten als „lex regia", also als Gesetz aus der Königszeit (753–510 v. Chr.), bezeichnet und dürfte demnach sehr alt sein: „Ein königliches Gesetz verbietet, dass eine Frau, die schwanger verstorben ist, beerdigt

Kindesaussetzung

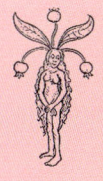

Gründe für die Kindesaussetzung, die in der Antike als absolut legitimes Mittel zur Einschränkung der Kinderzahl galt, waren Missbildungen beim Säugling, Eheprobleme oder soziale Gründe. Wenn eine Familie sich kein weiteres Kind leisten konnte, sei es, dass es (nur) ein Mädchen war oder einfach schon zu viele Kinder da waren, setzten sie es aus. Meist wurden Mädchen ausgesetzt, weil sie die Eltern durch Ausgaben wie für die Hochzeit zuviel kosteten. Die Säuglinge wurden nach der Geburt an belebte Plätze gebracht, in der Hoffnung, irgendjemand würde sich des Kindes annehmen. Dessen Existenz würde dann vielleicht als Findelkind oder wenigstens als Sklave gesichert sein. Die Kindesaussetzung wurde erst ab dem 4. Jahrhundert n. Chr. verboten.

werde, bevor die Leibesfrucht aus ihr herausgeschnitten wurde. Wer dem zuwiderhandelt, setzt sich dem Vorwurf aus, ihre Hoffnung auf Überleben mit der Schwangeren getötet zu haben." Sicher ist, dass Arzthebammen den Kaiserschnitt durchführen konnten.

Heil- und Frauengöttinnen in der römischen Mythologie

Ebenso wie die Ägypter und Griechen trugen auch die Römer Amulette, magische Anhänger und Ringe, um den Göttern zu gefallen und Gefahren abzuwenden. Diese Tradition wird auch heute noch in vielen Kulturen gepflegt. Neben den großen römischen Staatsgöttern verehrte man im einfachen Volk eine Reihe von Gottheiten, die meist italischen Ursprungs waren. Vor allem Frauen riefen, etwa bei der Geburt, ihre Göttinnen an und baten um Hilfe und Beistand.

Juno Lucina – die Mutter der Mütter

Die altitalische Göttin Juno repräsentierte die Lebenskraft der Frau, bis römische Dichter die meist aus dem griechischen Mythos bekannte Züge der griechischen Götterkönigin Hera auf sie übertrugen. Mit Jupiter und Minerva bildete sie als Juno Regina (die Herrin über Rom) das kapitolinische Dreigestirn und wurde seit 509 v. Chr. mit ihnen im ältesten römischen Staatsheiligtum auf dem Kapitolhügel verehrt. Juno galt als Schutzgöttin der Ehe, des hochzeitlichen Brauchtums und der Geburten. In dieser Funktion trug sie den Beinamen Lucina. Zu ihr beteten die Römerinnen vor einer Geburt, ihr zu Ehren wurden Opfer niedergelegt. Lucina soll den Neugeborenen die Augen geöffnet haben und ihnen bei der Geburt Sehkraft und innere Erleuchtung geschenkt haben. Ihre Symbole waren Lampe und Opferschale. Ein Tempel der Lucina stand auf dem Hügel Esquilin.

Das Fest zu Ehren Junos, die Matronalia, feierten die römischen Mütter alljährlich am 1. März zu Ehren der Lucina. Der heilige Tag wurde im Frühjahr ausschließlich von Frauen bei einem heiligen Hain begangen, der in vorrömischer Zeit von den Sabinerinnen angelegt worden war. Die diesem Tag folgende Periode des Fastens der Frauen dauerte bis zu den im April stattfindenden Festspielen der Göttin Ceres und war die Vorläuferin des christlichen Fastens vor Ostern. Die Riten der Matronalia wurden vor den Männern streng geheim gehalten und sind bis zum heutigen Tage im Dunkeln geblieben.

Diana – Göttin der Jagd und der Frauen

Schon früh wurde Diana, die italische Natur- und Fruchtbarkeitsgöttin sowie Helferin bei Geburten, mit der griechischen Artemis gleichgesetzt und damit auch zur Göttin der Jagd. Die Göttin trug gerne eine Stephane (eine Art Kranz) mit hohen Strahlen oder Zacken im langen, offenen Haar. In der linken Hand hielt sie ein mächtiges „venabulum", eine italische Stoßlanze zur Wildschweinjagd. Hunde und Jagdtiere waren ihre Begleiter. In ihrem prachtvollen Tempel zu Ephesus stand ihr von allen andern Darstellungen schroff abweichendes Bild: der Kopf mit einer Mauerkrone bedeckt, der obere Teil mit vielen Brüsten, der untere Teil keilförmig zulaufend, das Ganze mit symbolischen Tierbildern geschmückt.

Der Dianakult vereinigte in sich die Anbetung und Verehrung weiblicher Fruchtbarkeit und die Anerkennung besonderer weiblicher Eigenschaften als Priesterinnen und Magierinnen. Die Göttin vereinigte Lebensfreude, Fruchtbarkeit und magische dunkle Mächte in sich. Im Mittelalter verwandelte sich das Bild der Diana: Sie wurde als Göttin der Hexen angesehen und damit als weibliche Seite des Teufels. So soll Diana in der Walpurgisnacht auf dem Blocksberg mit dem Teufel Unzucht betrieben haben. Aus solchen Mythen entstanden viele Vorurteile während der Zeit der Hexenverfolgung.

Bona Dea – die gute Göttin

In der Römischen Religion war Bona Dea („die gute Göttin") die Göttin der Fruchtbarkeit, Heilung, Jungfräulichkeit und Frauen. Ihr Tempel in Rom ruhte auf dem Aventinhügel. Hier wurden Schlangen gehalten und Heilkräuter gelagert. Jährlich am 4. Dezember wurden im Haus eines römischen Magistrats geheime Riten zu ihren Ehren abgehalten, eine reine Angelegenheit der Frauen, selbst Abbildungen von Männern oder männlichen Tieren waren verboten, ebenso die Wörter Wein und Myrte, da Bona Dea einmal von ihrem Vater mit einem Myrtenstock geschlagen wurde, als sie betrunken war.

Der geheime Kult der Frauen kam des Öfteren in die Schlagzeilen, etwa im Jahr 62 v. Chr., als Cäsars Frau Pompeia Gastgeberin der Kultfeiern war. Unter die Gäste hatte sich ein verkleideter Mann gemischt. Mit einer Harfe oder Zither und in Stöckelschuhen und Mieder gekleidet, hatte er versucht, die Mysterien der Bona Dea zu ergründen und so die Kulthandlungen entweiht. Dies galt als ein unglaublicher Frevel und ein böses Omen. Der Eindringling, der schöne Clodius Pulcher (92–52 v. Chr.) wurde zur Rede gestellt und aus dem Haus geworfen, die Feierlich-

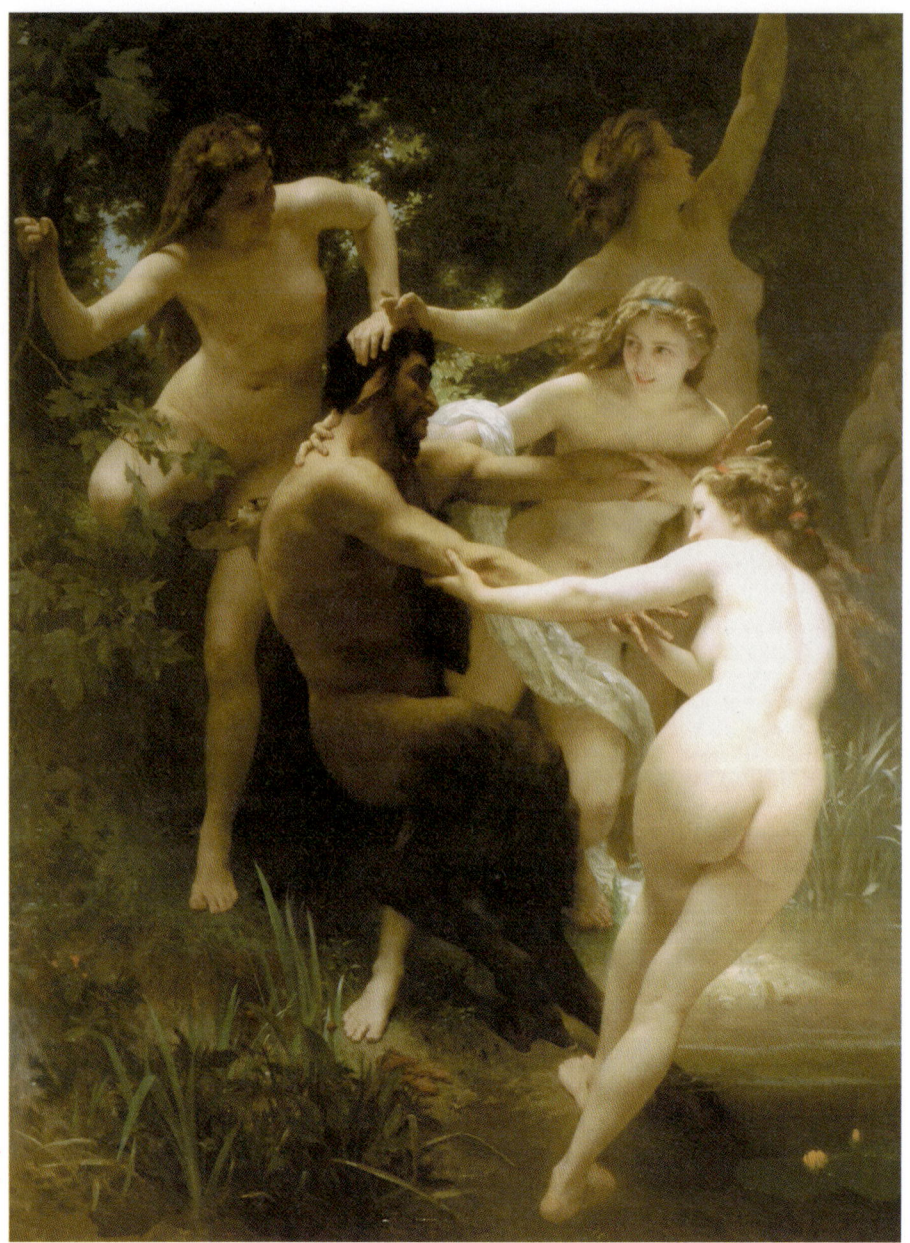

Nymphen und Satyr (Gemälde von Bou- guereau)

keiten abgebrochen. Und obwohl Cäsar und Clodius politische Gegner waren, wurde nicht er bestraft, sondern Pompeia. Cäsar soll sich sofort von ihr getrennt haben, da gemunkelt wurde, Clodius habe in jener Nacht zu ihr gewollt und beide hätten eine Beziehung miteinander.

Levana – die Beschützerin der Neugeborenen

Levana war in der römischen Mythologie die Schutzgöttin der Neugeborenen. Ihr Name ist von dem Wort „levare" – hochheben – abgeleitet. Das Wort ist wortwörtlich zu nehmen, denn im alten Rom wurde der Säugling dem Vater, wenn dieser nicht sicher war, ob das Kind wirklich von ihm stammte, von der Hebamme vor die Füße gelegt. Hob er das Kind hoch, erkannte er die Vaterschaft an. Deshalb wurde von Müttern vor der Geburt die Göttin Levana angefleht, damit ihr Ehemann das Ritual des Hochhebens auch wirklich durchführte.

Cardea – die Schutzherrin der Kinder

Cardea beschützte Kinder vor Vampiren und Hexen. Ihr Fest wurde am 1. Juni gefeiert, der als Wendepunkt (Drehpunkt, Türangel) im Jahr angesehen wurde. Masken, Kugeln und Figürchen (oscilla) wurden an Eingängen oder Bäumen aufgehängt, um das Getreidewachstum anzuregen. In den Metamorphosen erzählt Ovid ihre Geschichte: „Die schöne Nymphe Cardea neckte ihre Verehrer, indem sie jedem ein Rendezvous in einer Höhle im Wald, in der Nähe ihrer Quelle, versprach, dann aber fortlief und sich versteckte. Janus jedoch konnte mit seinem Doppelgesicht nach hinten und vorn sehen."

Mit Hilfe dieser Gabe konnte er sie greifen, Cardea musste ihr Versprechen einlösen. Die Verbindung zwischen Janus und Cardea wurde durch den Türzapfen und die Türangel, die ineinander greifen, symbolisiert. Ovid sagte von Cardea: „Ihre Macht ist es, zu öffnen, was geschlossen ist; zu schließen, was geöffnet ist."

Heilerinnen und Seherinnen bei den Germanen

Die germanische Kultur wurde von einer schamanischen Mythologie getragen, ihre Spiritualität war von heiligen Pflanzen, Räucherwerk und Rauschtränken inspiriert. Der Tempel der Germanen war der Wald, der Heilige Hain. Die Bäume waren Gottheiten, und die Pflanzen hatten Zauberkraft. Das Wesentliche der mittelalterlichen

Heilkunde entstammt dem nordischen Heidentum und wurde von den einfachen, in den allermeisten Fällen zudem ungelehrten Menschen getragen, den weisen Frauen, Kräuterweibern und Heilerinnen.

Völvas, Seidfrauen und Lachsnerinnen

In der alten germanischen Religion hatten Frauen eine wohl definierte Aufgabe und waren hoch angesehen. Tacitus (55–116 n. Chr.) schrieb in seiner „Germania", dem wichtigsten Zeugnis über Altgermanien, voller Verwunderung: „Sie (die Germanen) meinen sogar, dass es bei den Weibern etwas Heiliges und Prophetisches gibt, und sie verschmähen weder ihr Ratschläge noch vernachlässigen sie ihre Antworten." Besonders hoch geachtete Heilerinnen, Zauberinnen und Seherinnen waren die Völvas, häufig auch Walas genannt. Ihre Prophezeiungen und Ratschläge hatten selbst in der Politik großen Einfluss, da sie auf gewisse Weise die Absichten der Götter voraussahen.

Völvas zogen oftmals von Haus zu Haus, um den Leuten die Zukunft vorherzusagen. Dazu setzte sich die Völva auf einen hohen Zauberstuhl, geriet in eine Art Trance und rief die Geister zur Befragung herbei. Dabei mussten andere Frauen um sie herum sitzen und ein Zauberlied zur Beschwörung der Geister anstimmen. Ein anderer Name für weissagende Frauen war Wizaga (die Weise oder die Weissagerin). Die wohl bekannteste Völva ist Heidi in der apokalyptischen Weissagung Vóluspá („Prophezeiung der Völva"). Die Vóluspá gilt als das bedeutendste Gedicht des nordischen Mittelalters. Die Worte sind einer Seherin in den Mund gelegt, die von der Entstehung und dem Ende der Welt berichten, bis zum Weltuntergang (die Ragnarök) und der damit verbundenen Neuentstehung, wobei der Schwerpunkt auf dem Zukünftigen, dem Weltende liegt.

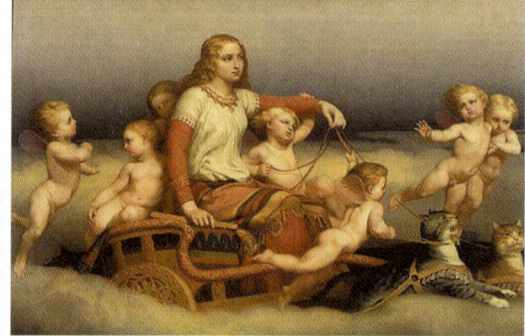

Freyja im von Katzen gezogenen Karren (Blommér, 1852)

Neben den Völvas gab es die Seidfrauen, die Zauberfrauen. Sie brauten in siedenden Kesseln heilkräftige Gebräue und standen unter der Herrschaft der Göttin Freya. Freya ist die größte Göttin der Vanen, die als ein seherisches, weises und weissagendes Geschlecht galten.

Die Mythen erzählen, Freya habe Odin die Kunst des Siedens magischer Tränke im heiligen Kessel gelehrt – eine frauenspezifische alte magische Übung, die mit dem Schamanismus verwandt ist. In Freya verehrten die Frauen alles, was ihnen heilig war: die Macht der Liebe, die sich in der Sexualität und ihren schöpferischen Kräften manifestierte. Freya spendete allen Lebewesen in gleicher Weise Leben und Fruchtbarkeit: Ihre heilige Tiere waren Katze, Schwein und Falke.

Sie fuhr mit einem Wagen, der von zwei Katzen blitzschnell gezogen wurde. In anderen Erzählungen ritt sie auch schon mal auf einem Schwein. Dazu trug sie häufig ein Falkenkleid, mit dem sie, in einen Falken verwandelt, sogar fliegen konnte.

Die Seidkona

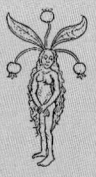

In der Sage von Eirik dem Roten wird eine Seidkona beschrieben: „Sie trug einen dunkelblauen Mantel, der am Rand von oben bis unten mit Steinen besetzt war. Um den Hals hatte sie Glasperlen, auf dem Kopf hatte sie eine Mütze aus schwarzem Lammfell, mit weißem Katzenpelz gefüttert. In der Hand trug sie einen Stab mit einem messingbeschlagenen, steinverzierten Knopf. Sie hatte einen Gürtel um, an dem ein großer Beutel hing, der das nötige Zauberzeug enthielt. An den Füßen hatte sie Schuhe aus rauem Kalbsfell mit langen und starken Riemen, an deren Ende große Messingknöpfe saßen. An den Händen hatte sie Handschuhe aus Katzenpelz, innen weiß und zottig. Bei ihrer Ankunft wurde sie ehrfürchtig begrüßt, zum Hochsitz geleitet und gut bewirtet. Anderntags gegen Abend wurde alles instandgesetzt, dass sie Zauber üben könnte. Sie verlangte, man solle ihr Frauen, die sich auf die zum Zauber nötigen Lieder verstünden, herbeischaffen, aber es fand sich niemand, der sie wusste, außer einer Frau, die schon Christin war, aber von ihrer Großmutter her ein Lied kannte, mit dem die Geister herbeigelockt wurden. Die weise Frau setzte sich auf den Zaubersessel und die Frauen bildeten einen Kreis darum. Das Zauberlied wurde gesungen und die Geister, denen dies Lied wohl gefiel, fanden sich ein, um Beistand und Gehorsam zu leisten. Jeder der Leute fragte das, was er am meisten zu wissen verlangte. Die weise Frau war gut mit ihren Aussagen und es schlug wenig fehl, was sie sagte. Sie zog von Hof zu Hof und von Gastmahl zu Gastmahl, um ihre Kunst zu üben."

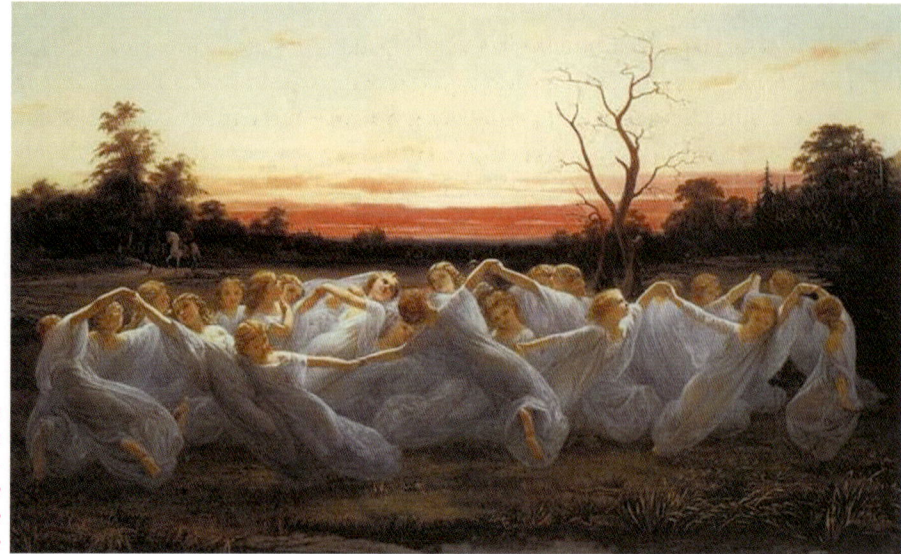

Feen spielten als Natur- geister eine wichtige Rolle

Diese Verwandlungsfähigkeit war ein Zeichen ihrer magischen Kraft. Obwohl Freya eine Fruchtbarkeitsgöttin war, wurde sie auch gerufen, wenn es darum ging, eine Schwangerschaft abzubrechen.

Mit Kräutern vertraut: die Lachsnerinnen

Lachsnerinnen – lachsen heißt zaubern oder heilen – wurden die germanischen Heilerinnen genannt. Diese Frauen sangen Zauberlieder, berührten die Stellen, wo das Übel saß, und trugen Kräuter auf, die noch heute in der Phytotherapie verwendet werden. Die Mädchen halfen den Müttern und Großmüttern. Dabei lernten sie auch durch das tägliche Miterleben, wo zu welcher Jahreszeit die besten Wurzeln wuchsen und welche Heilkraft in den Pflanzen ruhte.

Kräuterwissen wurde so von Generation zu Generation weitervererbt. Besonders begabte Frauen wurden als weise Frauen verehrt. Die Berufsbezeichnung Hebamme stammt vom althochdeutschen Ausdruck „hevianna" = „die Hebende". Bei den Germanen legte die Hebamme, die heve-amma, das Neugeborene auf einen Schild, um es dem Vater zu präsentieren. Nahm der Vater das Kind, erkannte er es als sein Fleisch und Blut an, und das Neugeborene wurde in die Gemeinschaft aufgenommen. Nahm er es nicht an, wurde es, wie schon bei den Römern, ausgesetzt.

Die Hagazussa bzw. Urhexe

Die altnordische Hagazussa hütete einst den Hag, das verwunschene umzäunte Naturheiligtum. Zur Ahnherrin der Hexen gingen Kranke und Ratsuchende, für die sie Tränke braute, Amulette anfertigte oder göttlichen Rat einholte. Sie war heidnische Priesterin wie auch kräuterkundige Hebamme und als solche mit den Zauberkräften der Pflanzen bestens vertraut. Hagazussas bzw. Zaunreiterinnen waren zaubernde und heilende Waldjungfrauen, die im Glauben der Germanen für Wind, Wetter und andere Naturkräfte verantwortlich waren.

Die Menschen hatten Respekt vor ihnen. Den Hilfesuchenden muss es wie Zauberei vorgekommen sein, wenn die nordische Schamanin mit Hilfe eines Pflanzengebräus und unter Aufsagung von Beschwörungsformeln Krankheitsdämonen im Handumdrehen vertrieb. Zur richtigen Zeit, in der richtigen Absicht und in der entsprechenden Dosis, wurden Kräuter in den Händen der weisen Frauen zu Zauberpflanzen, mit denen sie heilen oder auch töten, die Sinne trüben oder für die Anderswelt öffnen konnte. Die germanische Hagazussa wusste Bescheid über Empfängnisverhütung und Abtreibung. Als Verhütungsmittel überliefert ist Bienenwachs. Als Scheibe in die Scheide eingeführt, wurde es durch die Körpertemperatur weich und konnte anschließend um den Muttermund geformt werden. Von Bohnenkraut, Aronstab, Bibernellwurzeln, Wachholderbeeren und Adlerfarnwurzeln nutzten die Germanen die abtreibende Wirkung. Auch das Mutterkorn soll abtreibend gewirkt haben, allerdings dürfte es allzu oft auch der Schwangeren selbst zum Verhängnis geworden sein.

Heilkundige Nonnen und Beginen im frühen Mittelalter

Das Leben der Menschen im Mittelalter war bestimmt von Angst vor unheilbaren Krankheiten. Das Antoniusfeuer, die Pest, die Lepra und andere Erkrankungen bedrohten die Gesundheit. Sie alle wurden als göttliches Strafgericht empfunden, so wie auch Hungersnöte, Erdbeben oder Überschwemmungen im mittelalterlichen Weltbild als gottgewollt galten. Wie sollte man sich davor schützen? In der Not wandten sich viele betend an Schutzpatrone und Heilige, aber auch an Kräuterfrauen. Die Medizin steckte nach dem Zusammenbruch des weströmischen Reiches im 5. Jahrhundert in den Kinderschuhen. Vieles Wissenswerte aus der Antike war in Vergessenheit geraten. Erst seit dem 8. Jahrhundert wirkten heilkundige Nonnen, selbstbewusste und in der Krankenpflege kundige Beginen und viele andere Frauen, deren Namen wir nicht kennen, für das gesundheitliche Wohl ihrer Mitmenschen. Die den Klöstern angeschlossenen christlichen Hospitäler nahmen Arme und Kranke auf, um sie sozial zu umsorgen und Leiden zu lindern. Das war in erster Linie Frauenarbeit.

Magische Praktiken in Europa, Medizinblüte in der Welt des Islams

Das umfangreiche Wissen antiker Ärztinnen und Ärzte war im europäisch-christlichen Kulturkreis zunächst unbekannt, die Heilkunst setzte sich aus Volksweisheiten zusammen. Selbst in Konstantinopel, dem Zentrum der Bildung, führte eine Reihe von Seuchen lediglich zum Wiederaufleben antiker magischer Praktiken. Das 6. bis 8. Jahrhundert tauchte Europa in ein absolutes Chaos. Es war die Zeit der Völkerwanderung, als germanische Völker fremde Länder eroberten und das Zeitalter der antiken Hochkulturen ablösten. Die Menschen lebten in primitivsten Verhältnissen, kulturelle und wissenschaftliche Errungenschaften der Römer und Griechen gingen verloren, viele Schriften verloren ihre Bedeutung, da die wenigsten Menschen noch lesen konnten. In dieser unruhigen Zeit erwiesen sich in erster Linie die Klöster als die Bewahrer von Kunst und Wissenschaft.

In den islamisch-arabischen Ländern dagegen entwickelte sich zeitgleich die Medizin zu ungeahnter Blüte. Bagdad, Damaskus, Alexandria, Kairo, Cordoba und Toledo waren Zentren der Wissenschaft. Übersetzungen aus dem Griechischen bildeten die Grundlage für ein fundiertes medizinisches System, das in der gesamten arabischen Welt verbreitet wurde. Einige arabische Ärzte wurden sehr berühmt: al-Razi, praktischer Arzt und Schriftsteller, beschrieb als Erster die Pocken und Masern und äußerte die Vermutung, die Ursache der Infektionskrankheiten liege im Blut. Isaak Judäus (850–940) schrieb das erste Buch, das sich ausschließlich mit Ernährung beschäftigte. Die arabischen Ärzte trugen viel dazu bei, den Ausbildungsstand der Mediziner zu verbessern, denn sie bestanden darauf, dass ein angehender Arzt seinen Beruf nur nach einer Prüfung ausüben durfte. Sie führten außerdem zahlreiche neue Arzneistoffe ein, machten große Fortschritte in der Augenheilkunde und im öffentlichen Gesundheitswesen und waren ganz allgemein viel qualifizierter als die Ärzte im Europa des Mittelalters.

Als einer der größten Ärzte dieser Zeit gilt Abu Ali Ibn Sina bzw. Avicenna (980–1037). In der orientalischen Welt gilt er neben al-Razi als einer der wichtigsten Ärzte und Gelehrten aller Zeiten. Auch in Europa war der Universalgelehrte fast 700 Jahre lang bis zum Beginn der modern Medizin eine unbestrittene Autorität. Sein Werk „Kanon der Medizin" umfasste das ganze medizinische und heilkundige Wissen seiner Zeit. Tiefstes medizinisches Mittelalter herrschte damals allerdings in Mittel- und Nordeuropa.

Die Angst vor dem Jüngsten Gericht

Immer wieder wurden die Menschen in Mittel- und Nordeuropa von schlechten Ernten und Hungersnöten heimgesucht. Die Folge waren Seuchen, Krankheiten und Mangelernährung. Betreuung und Verpflegung von Kranken – wenn dies denn überhaupt gemacht wurde – lag im Mittelalter in den Händen von Nonnen, in den Dörfern von Kräuterfrauen, den „Heilpraktikerinnen des einfachen Volkes". Von letzteren ist leider nur sehr wenig überliefert. Sie – die weisen Frauen – rückten erst mit der beginnenden Hexenverfolgung im 15. Jahrhundert in den Mittelpunkt des gesellschaftlichen Interesses.

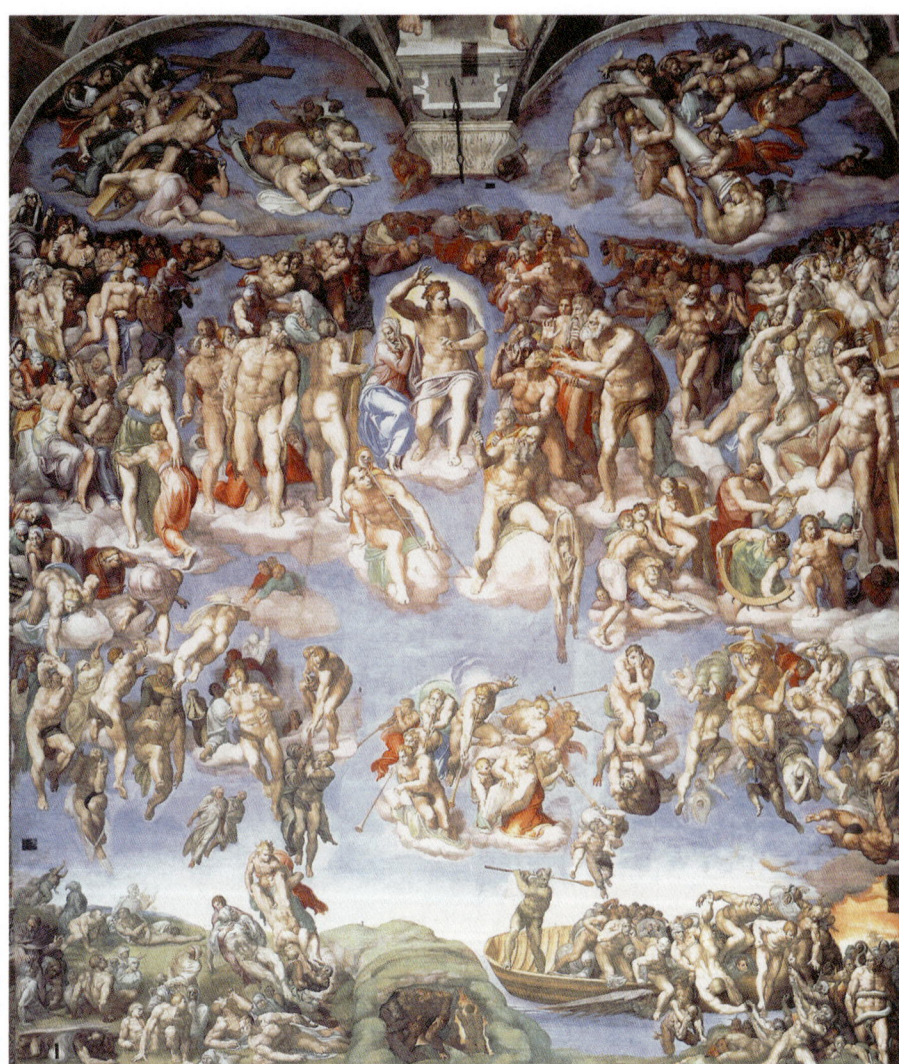

*Michel-
angelo:
Das
Jüngste
Gericht,
1536-41*

Da Erkrankungen von den Menschen als Strafe für ein sündhaftes Leben angesehen wurden, die – sofern der Betroffene bereut und betet – von Christus geheilt
werden konnten, war es nur verständlich, dass körperliches Wohl und Gesundheit
die Führung eines christlichen und gottgefälligen Lebens voraussetzte. Als wären

Krankheit, Schmerzen oder Behinderungen nicht schon genug, schwebte über dem mittelalterlichen Menschen zudem ständig das Damoklesschwert des Jüngsten Gerichts. Da zu dieser Zeit die Menschen in dem Glauben waren, das Jüngste Gericht stehe unmittelbar bevor, bemühten sie sich, ihr Bestes zu geben, um Gott ihren Glauben zu zeigen und so in den Himmel zu gelangen. Die Kirche bestimmte den Alltag der Menschen und scheute sich nicht, deren Angst noch zu schüren, um sie ruhig und willfährig zu halten.

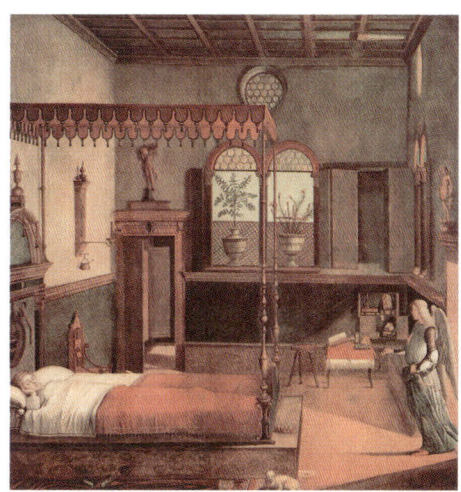

Traum der Heiligen Ursula (Carpaccio 1495)

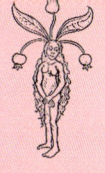

Leben mit Heiligen und Schutzpatronen

Die Kirche war im Mittelalter weitgehend zentraler Bezugspunkt des täglichen Lebens. Schutzpatrone spielten deshalb im Umgang mit Krankheit und Leiden eine wesentliche Rolle. Angerufen wurden beispielsweise die Ärztepatrone Kosmas und Damian, die Pestheiligen Rochus und Sebastian und die heilige Gertrud von Nivelles (626–659), Patronin gegen Seuchen und Fieber. Die Ur-Ur-Großtante von Karl dem Großen war nicht nur sehr gebildet, sie setzte sich auch praktisch für den Ausbau der Krankenpflege ein. Im Mittelalter trugen deshalb viele Krankenhäuser ihren Namen. Radegund von Thüringen (522–587) wurde angefleht, wenn es darum ging, Lepra, Geschwüre, Krätze oder Fieber bei Kindern zu heilen, Aldegundis von Maubeuge (630–684) galt dagegen als Patronin gegen Augen-, Brust-, und Kinderkrankheiten, Krebs, Kopfschmerzen, Geschwüre, Entzündungen, Fieber und plötzlichem Tod. Ursula von Köln, die im 4. Jahrhundert in Köln zusammen mit ihren Gefährtinnen ermordet wurde, galt als Schutzpatronin der Kinder. Bei Blutfluss und Unfruchtbarkeit riefen die Menschen gern Casilda von Toledo (11. Jahrhundert) an.

Mittelalterlichen Heilglauben und Heilkunst veranschaulichen nicht minder Amulette aus Papier und Metall mit Segenssprüchen aus der heiligen Schrift, dem Christusmonogramm oder mit dem Kreuz versehen. Das Agnus Dei, eine blaue Wachsscheibe mit dem Bild des Lamm Gottes, war eines der beliebtesten Amulette. Man schrieb ihm unter anderem Schutz vor Tod im Kindbett zu, während eine Kette mit einem Korallenast, die ein Kind um den Hals trug, dieses vor Krampfanfällen bewahren sollte.

Klostermedizin: Wie alles begann ...

Die Epoche der Klostermedizin umfasste das frühe und hohe Mittelalter, insbesondere die Zeit vom 8. bis zum 12. Jahrhundert. Danach war es Geistlichen verboten, sich ärztlich zu betätigen. Bis dahin wurde die medizinische Versorgung Europas vorwiegend von Klöstern, also von Mönchen und Nonnen, getragen. Für Frauen, die Interesse an der Heilkunde hatten, boten sich in den Klöstern gute Bedingungen. Klosterfrauen blieben von den Zwängen eines häuslichen Lebens und den Anstrengungen zahlreicher Schwangerschaften und Geburten verschont. Sie konnten sich ganz und gar dem Lesen, Studieren und der Krankenpflege hingeben. Für viele Frauen war der Eintritt in einen Orden damals überhaupt die einzige Möglichkeit, sich zu bilden.

Die Ursprünge der klösterlichen Heilkunde reichen jedoch weiter zurück. Bereits im 6. Jahrhundert erlangte das Mönchstum durch Benedikt von Nursia (480–547) und seine Klostergründung von Monte Cassino (um etwa 529) weltgeschichtliche Bedeutung. Benedikt entwarf das klösterliche Ideal eines doppelten Weges zwischen dem in sich gehenden, betenden Ordensmenschen und dem aktiven, arbeitenden Mönch und setzte den Grundstein für ein Ordenswesen, das Klöster zu geistigen Zentren des europäischen Lebens erhob.

Zentrales Anliegen war die Sorge um die Seele, aber auch die Sorge um den Körper. Abt und Äbtissin waren Seelsorger, Wirtschafts- und Pflegedienstleiter in einer Person. Sie waren nicht nur für das körperliche und seelische Wohl der Mönche und Nonnen verantwortlich, sie hatten ein besonderes Augenmerk auf die Kranken der Umgebung zu werfen. Der Ordensgründer hatte festgelegt, dass die wichtigste Pflicht aller Mönche diejenige sei, den Kranken zu helfen. Die Caritas, die Barmherzigkeit, die dieser Regel zugrunde lag, bereitete der systematischen Medizin den Boden. Benedikts Anweisung, Mitbrüder und -schwestern zum Heilen auszubilden, führte zur Entstehung der Klosterheilkunde. In der Regel des Benedikt heißt es: „Um die Kranken muss man vor allem und über alles besorgt sein; man diene ihnen so, als ob man wirklich Christus diene. Er hat ja gesagt: Ich war krank, und ihr habt mich besucht, und was

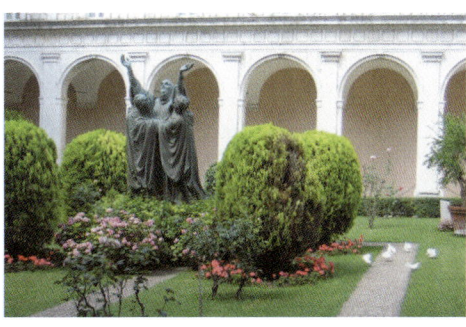

ihr einer diesem Geringsten getan habt, das habt ihr mir getan. Für die kranken Brüder sollen eine eigene Zelle und ein gottesfürchtiger, fleißiger und sorgfältiger Wärter zur Verfügung gestellt werden.“ Zu jedem Kloster gehörte nicht nur eine Abteilung für die kranken Brüder und Schwestern, sondern auch ein Haus, in dem Kranke aus der Umgebung versorgt werden konnten.

In Deutschland wurde Fulda unter dem fränkischen Theologen Rabanus Maurus (780–856) bald zu einem berühmten Zentrum medizinischer Gelehrsamkeit. Im 9. Jahrhundert veranlasste Karl der Große, Kaiser des Heiligen Römischen Reiches Deutscher Nation, dass Medizin als bedeutendes Fach in den Lehrplan der Klosterschulen aufgenommen wurde.

Medizin für Körper, Geist und Seele

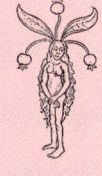

Die Methoden der mittelalterlichen Heilkunst sind zu einem Großteil noch aus der Antike überliefert. Zu den Schriften des Hippokrates kamen die des Galenus, des Dioskurides, später dann die der arabischen Ärzte. In diesen Werken ist die Medizin in drei Gebiete unterteilt, die man am besten mit einem Wort des Hippokrates beschreibt: „Was das Wort nicht heilt, heilt das Kraut. Was das Kraut nicht heilt, heilt das Messer. Was das Messer nicht heilt, heilt der Tod.“ Die mittelalterliche Medizin bestand danach aus Diätetik, Pharmazie und Chirurgie. Allen drei Teilgebieten der Medizin lag eine bestimmte Auffassung von den Ursachen der Befindlichkeit des Menschen zugrunde, die man mit dem Begriff „Temperamentenlehre“ bezeichnet.

Oasen der Stille: Klostergärten

Das Kräuterwissen ist so alt wie die Geschichte der Menschheit. Ägypter und Griechen bedienten sich der Arzneipflanzen ebenso wie Chinesen, Tibeter und Inder,
die Azteken ebenso wie die heutigen Indianer. Auch die Vorstellung, dass die Krankheit durch Totengeister oder Dämonen verursacht werden bzw. eine Geißel Gottes
sei, hat weder die Babylonier noch die Menschen des europäischen Mittelalters davon abgehalten, Heilpflanzen anzuwenden.

   Die gesamte medizinische Versorgung in Europa lag zwischen dem 8. und 12.
Jahrhundert in den Händen der Klöster. Klostermedizin war dementsprechend die
einzige existierende Heilkunde, und kranke Menschen behandelte man ausschließlich mit Kräutern und Heilpflanzen. Ein Garten, in dem Heilkräuter gezogen wurden, gehörte selbstverständlich zu jedem Kloster, ebenso die Apotheke mit

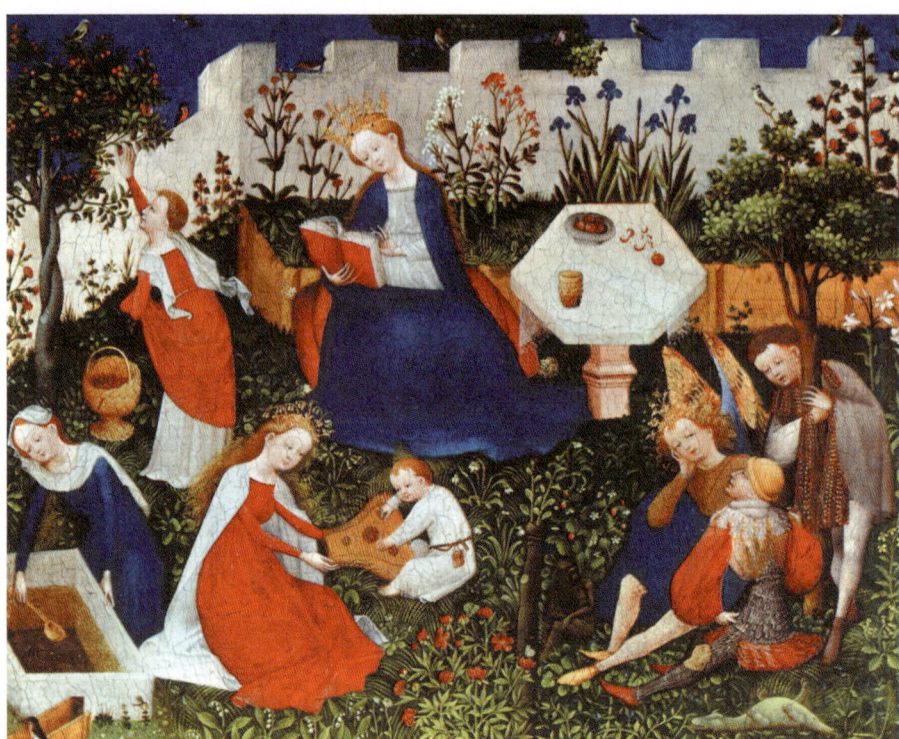

*Der Garten
symbo-
lisierte
das irdische
Paradies*

den fertig verarbeiteten Medikamenten und das Hospital für die Kranken der Umgebung. Je nach Größe des Klosters hatten Abt oder Äbtissin für die Anpflanzung von Kräutern und die Herstellung und Abgabe von Medikamenten zu sorgen.

Die Reformen Karl des Großen

Mit der Ausbreitung des Benediktinerordens von Italien über die Alpen kam das Wissen der Klostermedizin in nördliche Breiten. Kaiser Karl der Große (747– 814) war sich der Bedeutung um die Klostergärten bewusst und machte zum Gesetz, dass Klöster und Städte Nutzgärten anlegen mussten. In seiner Landgüterverordnung „Capitulare de villis et curtis imperialibus" verpflichtete er Städte und Klöster zur Anlage von Nutzgärten, den so genannten Karlsgärten, in denen 20 festgelegte Obstsorten und 75 Heilkräuter angepflanzt werden mussten. Wie sehr die Mönche ihren Auftrag ernst nahmen, verdeutlicht der St. Galler Klosterplan. Dieser Plan eines idealen Klosters wurde wahrscheinlich um 830 auf der Insel Reichenau im Bodensee auf fünf große Pergamentstücke gezeichnet. Der Kräutergarten befand sich direkt neben dem Ärztehaus, in dem auch die Medikamente gelagert wurden. Die Anlage des Gartens war streng symmetrisch gehalten, sie diente fortan vielen Klöstern als Modell für eigene Kräutergärten. In länglichen, rechteckig angelegten Beeten wurde jeweils nur eine Pflanze kultiviert, um die Reinheit des Krauts zu gewährleisten und die Verwechslungsgefahr zu vermindern. Außerdem konnten heilkundige Mönche und Nonnen nun auch Laien oder Botenjungen zum Ernten schicken, statt des komplizierten lateinischen Namens nannten sie das Blumenbeet, zum Beispiel: „Das letzte Beet an der rechten Mauer".

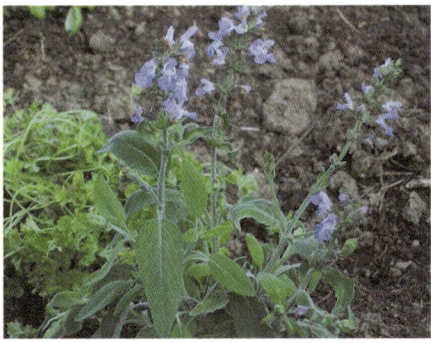

Salbei, Heilkraut erster Wahl

Welche Kräuterpflanzen in einem frühmittelalterlichen Klostergarten wuchsen, verdeutlicht das Gartengedicht „Hortulus", das der Abt des Benediktinerklosters auf der Insel Reichenau, Walahfrid Strabo, um 842 seinem Amtsbruder, dem Abt Grimalt in St. Gallen widmete. Dort werden in Versform nicht nur 24 Kräuterarten und ihre Wirkkräfte, sondern auch deren Eigenheiten in der Pflege im Verlaufe des Gartenjahres genannt. Unter anderem beschrieb Strabo fol-

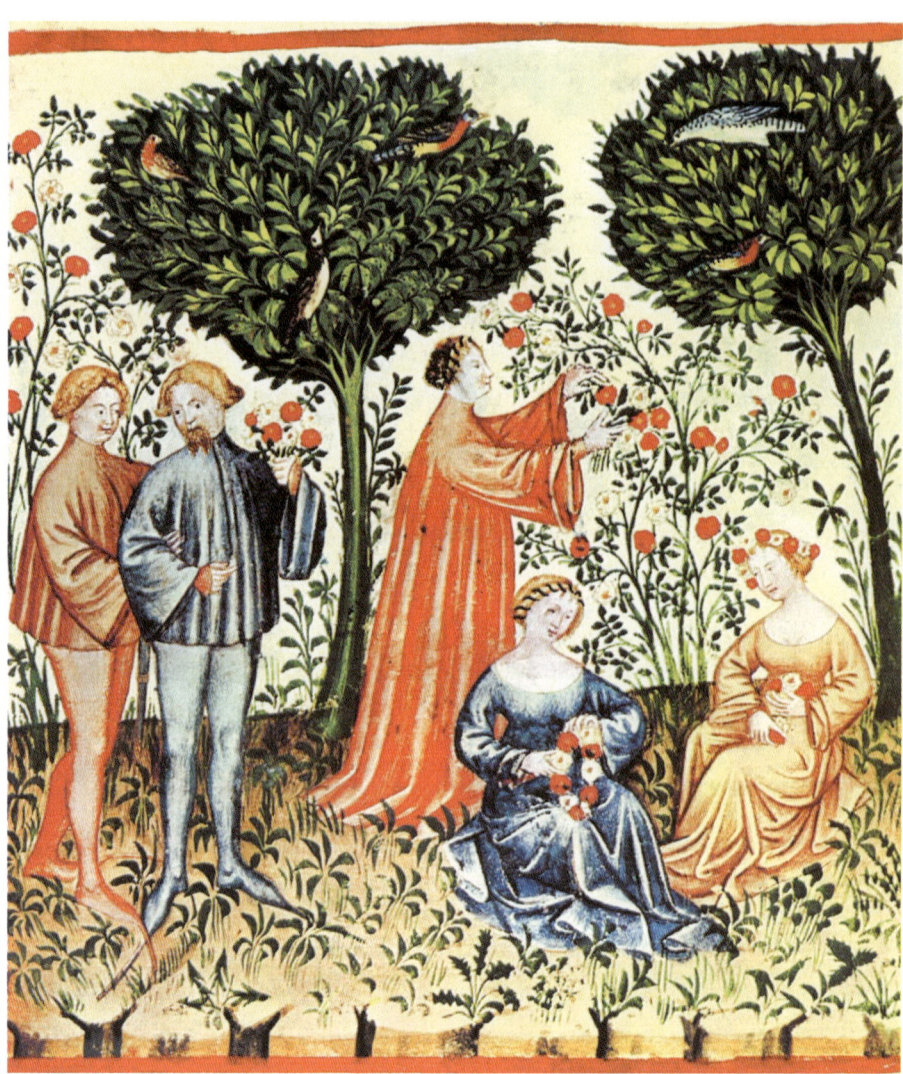

gende Heilpflanzen: Salbei, Weinraute, Eberraute, Flaschenkürbis, Melone, Wermut, Andorn, Fenchel, Schlafmohn, Schwertlilie, Liebstöckel, Kerbel, weiße Lilie, Muskatellersalbei, Flohkraut, Betonie (Heilziest), Odermenning, Rettich, Poleiminze, Minze, Frauenminze, Ambrosia und Rose.

Das Lorscher Arzneibuch

Die karolingische Renaissance besann sich auf die großen Ärzte der Antike, auf die Erkenntnisse Cassiodors und Isidors und das Vermächtnis des Benedikt von Nursia. Bedeutendstes schriftliches Zeugnis dieses neuen Aufbruchs in der Medizin ist das Lorscher Arzneibuch. Es ist das erste Heilkräuterbuch der abendländischen Geschichte. Wahrscheinlich wurde es unter der Leitung des Abtes Richbodo gegen Ende des 8. Jahrhunderts im Kloster Lorsch bei Worms verfasst.

Das Buch beinhaltet fünf größere Rezeptsammlungen und Anweisungen zur richtigen Ernährung. Dabei werden einfache, leicht herzustellende Arzneien, aber auch kostspielige und hoch komplizierte Mixturen beschrieben. Sogar ein Inhaltsverzeichnis wurde angelegt, damit der Behandelnde die einzelnen Rezepturen schneller finden konnte. In besonderem Maße berücksichtigt das Lorscher Arzneibuch die heimische Pflanzenwelt.

Das Lorscher Arzneibuch, den Historikern auch als „Bamberger Codex" ein Begriff, beginnt mit einer interessanten Rechtfertigung, einer Art Verteidigung der Medizin gegen die Angriffe konservativer Kreise der Kirche, welche die Heilkunde als gotteslästerlichen Eingriff in den göttlichen Heilsplan ansahen. Dabei leitet der Verfasser das Recht, aber auch die Pflicht aus der heiligen Schrift ab, dem Kranken kraft menschlicher Erkenntnis zusammen mit dem Wirken des heiligen Geistes beizustehen. Diese kleine Einleitung kam damals einer Revolution gleich, da plötzlich medizinische Erkenntnisse der heidnischen Antike gegen die Skepsis der Kirche aufgegriffen und vertieft wurden. Bis dahin galt die Arbeit des Arztes oft als sünd-

Burggärten

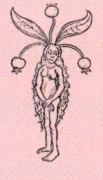

Auch in den Burggärten der höfisch-ritterlichen Gesellschaft standen Arzneipflanzen zur Wund- und Krankenpflege; in den oft kriegerischen Zeiten eine Notwendigkeit. Die Kreuzritter brachten aus dem Orient würz- und heilkräftige Pflanzen mit, so den Ysop und den Schwarzkümmel. Und nicht zuletzt durch den Handel machten die Mitteleuropäer Bekanntschaft mit exotischen Gewürzen. Diese als „Specereyen" bezeichneten fremdländischen Gewürze spielten in der höfischen Küche der deutschen Lande eine große Rolle, waren sie doch schärfer und aromatischer als die einheimischen Küchenkräuter.

haft oder zumindest nutzlos. Denn es war der göttliche Wille, der den durch die Erbsünde gezeichneten Menschen mit Tod und Krankheit strafte. Das Lorscher Arzneibuch legitimierte erstmals die Beschäftigung des Christen mit der antiken Heilkunde und stellte sie von nun an in den Dienst am Menschen.

Abseits vom tobenden Leben: Klosterfrauen und Mystikerinnen

Im Gegensatz zu den Ärztinnen, Baderinnen, Chirurginnen und Hebammen, die in den mittelalterlichen Städten und auf dem Land mitten im praktischen Leben standen und sich mit Chirurgie und Geburtshilfe sehr gut auskannten, lebten die Klosterfrauen in einem kirchlichen Kokon, der ihnen die Möglichkeit gab, sich ganz der Theologie und dem ausgiebigen Studium der Bücher zu widmen oder – was dazu gehörte – Kranke zu pflegen.

Einige wenige Klosterfrauen sind heute noch bekannt, etwa die heilige Petronella, erste Äbtissin von Fentevrault in Frankreich. In ihrer Abtei beherbergte sie Leprakranke, Prostituierte und schwangere Frauen. Inwieweit sie sich um diese Menschen persönlich gekümmert hat, ist heute leider nicht mehr bekannt. Doch es gilt immerhin als höchstwahrscheinlich. Heloise (1104–1164), nicht weniger be-

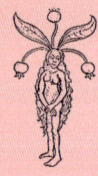

Aus der Dreckapotheke

Bezeichnend für die mittelalterliche medikamentöse Heilbehandlung ist die so genannte Dreckapotheke. Ihre Wurzeln liegen in der Medizin der Urgesellschaft, da man Krankheiten, für die man keine natürliche Erklärung wusste, auf dämonische Einflüsse zurückführte und sie deshalb mit magischen Mitteln anging. Die Rezepturen wiesen gepulverte Perlen, gedörrte Kröten, verbrannte Maulwürfe, ferner Eingeweide von Wölfen und Hirschen, Bocksblut, Hühnermägen, Hechtzähne, Krebsaugen, sogar Exkremente wie Kuhfladen oder Ziegenkot, Schlangenfett und zahlreiche andere unappetitliche Bestandteile auf. Vertrauensvoll nahmen Patienten diese Dreckmittel an, die meist nach einem ganz bestimmten Zeremoniell zubereitet wurden.

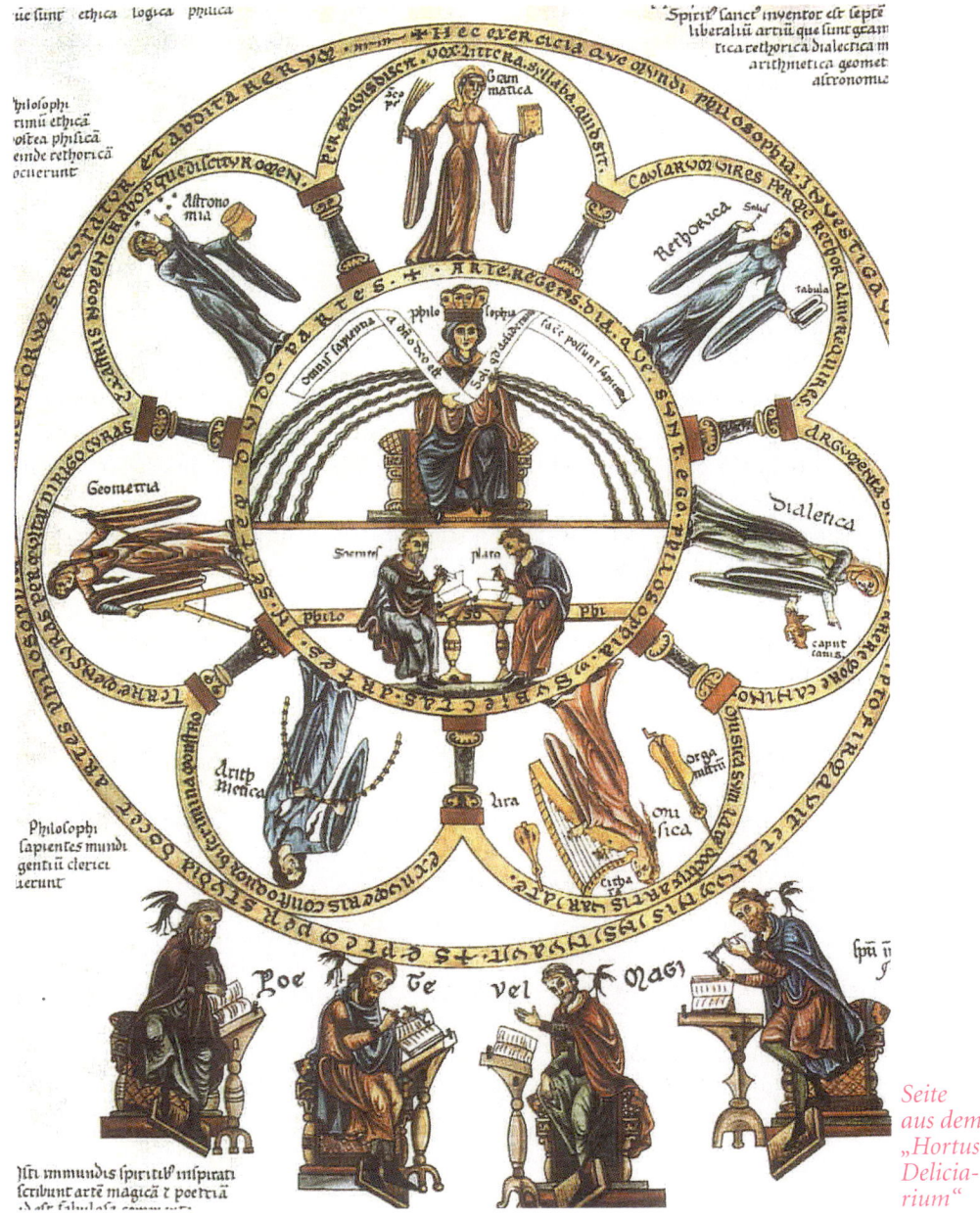

Seite aus dem „Hortus Delicia-rium"

43

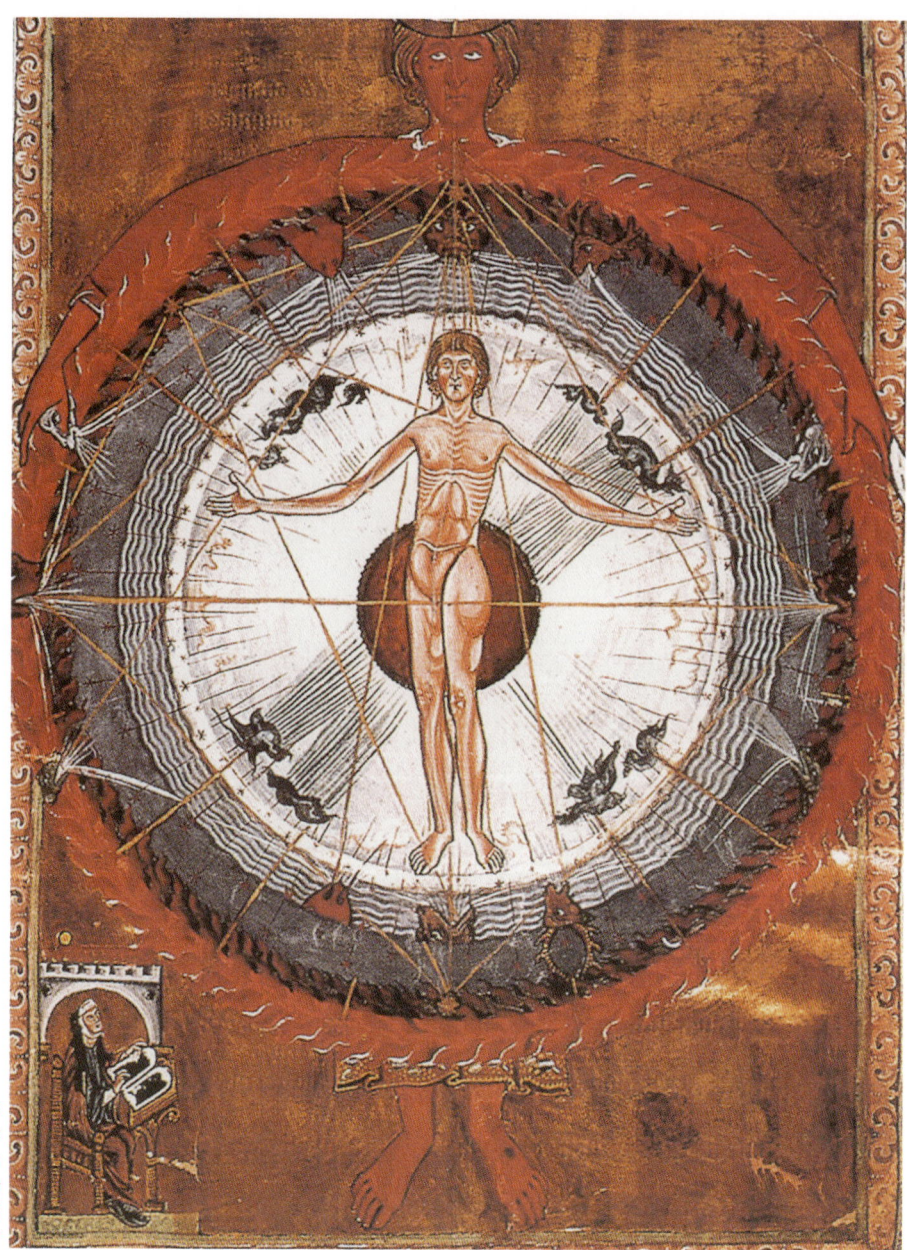

Aus Hildegards „Schau über Welt und Mensch"

rühmt, lehrte nach ihrer gescheiterten Liebe zu dem Theologen und Philosophen Petrus Abaelard ihre Heilkunst 20 Jahre im Kloster Le Paraclet. Nicht zu vergessen Hedwig von Schlesien (1174–1273), die nicht nur Klöster bauen ließ, sondern sich auch selbst um die Kranken kümmerte.

Die Benediktinerin Herrade von Landsberg hinterließ mit ihrem Werk „Hortus deliciarum" – Garten der Lüste – ein beispielhaftes Buch typischer klösterlicher Heilkunst des 12. Jahrhunderts. Es enthielt neben Auszügen aus der Bibel Lehren der Kirchenväter, naturwissenschaftliche und botanische Erläuterungen sowie Gedichte, die Herrade zum Teil selbst verfasst hat. Zum Thema Heilkunst ist einiges über Heilkräuter und andere Pflanzen mit Angaben zu deren medizinischen Anwendungen und den Folgen auf die Patienten zu lesen. Das zu den schönsten Manuskripten Europas zählende Buch dieser gebildeten Frau ging 1870 bei einem Brand in Straßburg verloren.

Hildegard von Bingen: Gott heilt alle Krankheiten

Hildegard zog natürlich nicht durch die verdreckten mittelalterlichen Städte, um Kranken und Siechenden zu helfen oder gar Schwangeren beizustehen. Dennoch ist die Seherin, Prophetin, Theologin, Schriftstellerin, Komponistin, Äbtissin, Naturwissenschaftlerin und Heilkundige ein Beispiel dafür, welche Höhen Frauen im christlichen Mittelalter trotz – oder auch gerade wegen – ihres niedrigen Status als „Töchter Evas" erreichen konnten.

Ihr Charisma wurde nur noch eindringlicher, weil die gelehrten männlichen Geistlichen „zur Beobachtung der Gerechtigkeit zu lau und schlaff sind", wie ihr die Stimme Gottes am Anfang ihres ersten visionären Werkes, des „Scivias" (Wisse die Wege), verkündete. „Erschließe ihnen den Schatz der Geheimnisse, den sie selbst in ihrer Verzagtheit in einem entlegenen Acker, wo er keine Frucht bringt, vergraben haben. Ströme also als wallender Quell so weit und ergieße dich so in mystischem Wissen, dass diejenigen, die dich wegen Evas Fehltritt als verächtlich hinstellen, von der Flut überwältigt werden, die von dir ihren Ausgang nimmt." Hildegard von Bingen zählt zu den bedeutendsten Frauengestalten des deutschen Mittelalters. Sie leitete zwei Klöster, hielt Predigten auf Marktplätzen, was für die damalige Zeit unerhört mutig war, hatten Frauen als „minderwertige" Gestalten ohne Seele doch eigentlich nichts zu sagen.

Hildegards Visionen

Als zehntes Kind adliger Eltern war Hildegard sich schon sehr früh ihrer hellseherischen Gabe bewusst. Bereits im Alter von acht Jahren wurde sie in die Klause auf dem Disibodenberg gebracht, wo sie von Jutta von Sponheim erzogen wurde und Latein lernte. Als Jutta starb, wählten die Nonnen des Klosters Hildegard zu ihrer Nachfolgerin. Erst fünf Jahre später begann die Benediktinerin, einem Befehl Gottes folgend, ihre Visionen aufzuschreiben.

Von nun an wuchs ihr Ruhm unablässig, und ihr Konvent zog so viele Frauen an, dass ihr Kloster bald „aus allen Nähten platzte". In einer ihrer Visionen erhielt Hildegard den Befehl, ein neues Kloster auf dem Rupertsberg zu gründen. Sie überwand die Opposition der Mönche vom Disibodenberg, ließ das neue Kloster erbauen und bezog es 1150 mit 18 ihrer Nonnen.

Hildegards seelsorgliche Arbeit galt vor allem dem Klerus, der damals zu verweltlichen drohte. Alle, die ein höheres Amt innehatten, warnte sie vor Härte und empfahl Barmherzigkeit und Maßhaltung. In Köln sprach sie öffentlich zum Klerus: „Ihr seid eine Nacht, die Finsternis ausatmet, und wie ein Volk, das nicht arbeitet. Ihr liegt am Boden und seid kein Halt für die Kirche, sondern ihr flieht in die Höhle eurer Lust. Und wegen eures ekelhaften Reichtums und Geizes sowie anderer Eitelkeiten unterweist ihr eure Untergebenen nicht. Ihr solltet eine Feuersäule sein, den Menschen vorauseilen und sie aufrufen, gute Werke zu tun."

Hildegards ganzheitliche Heilkunde

Hildegard von Bingen schuf eine ganzheitliche Heilkunde, die sich einerseits in die so genannten alternativen Heilverfahren einreihte, andererseits aber weit darüber hinaus ging. Sie ist vergleichbar den traditionellen Heilweisen anderer Kulturen, die in der Behandlung von körperlichen Krankheitssymptomen auch den spirituell-religiösen, den kosmischen, den seelischen und sozialen Aspekt sehen.

Für Hildegard als christliche Mystikerin stand immer der ganze Mensch im Mittelpunkt. Es ging bei ihr nie allein um die Behebung von äußerlichen Beschwerden, sondern immer auch um Erforschung und Behebung von inneren Konflikten, die Krankheiten hervorrufen.

Die Hildegard-Heilkunde schließt die ganze Lebensführung wie Ernährung, richtiges Maß in allen Lebensbereichen und die Freude als gesund machende Kraft mit ein. „Der Mensch baue seinen Leib als ein wohnliches Haus, damit die Seele gern darin wohnt."

Die Äbtissin des Benediktinerinnenklosters schuf ein natur- und heilkundliches Werk, das heute zu den bedeutendsten Zeugnissen der Klostermedizin zählt. Überzeugt, ihr Wissen in göttlichen Visionen empfangen zu haben, legte die Mystikerin Hildegard in ihrem Werk „Causae et curae" – Krankheitsursachen und ihre Heilung – ihre medizinischen Anschauungen dar, die einerseits im Zeichen der Viersäftelehre antiker Auffassungen stehen, andererseits eine mystische und kosmologische Deutung der Welt zeigen.

Die Gesamtheit der an der Entstehung und dem Verlauf einer Krankheit beteiligten Faktoren erklärte sie als Folge des Sündenfalls. Alles Leben war im Denken der Klosterfrau einem großen Göttlichen untergeordnet. Funktionierte dieses Zusammenwirken zwischen Mensch und Natur nicht mehr, wurde – so Hildegard – das Gleichgewicht des Lebens gestört.

Die Viersäftelehre

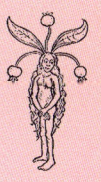

Die Viersäftelehre oder auch so genannte Humoralpathologie geht auf den aus Pergamon stammenden Arzt Galen zurück und war vom 2. bis zum 17. Jahrhundert bestimmend für die Medizin. Diese Lehre geht aus von der in der griechischen Antike üblichen Unterscheidung der vier Elemente Luft, Feuer, Erde und Wasser. Ihnen ordnete man ganz eigene Qualitäten zu. Luft galt als heiß und feucht, Feuer als heiß und trocken, Erde war kalt und trocken, während Wasser als kalt und feucht angesehen wurde. Aber damit nicht genug: In der antiken Medizin wurde den vier Elementen je ein Organ und auch ein entsprechender Körpersaft zugeordnet. Der Luft entsprach das Herz mit dem Blut, das heiße und feuchte Qualität hatte. Dem Feuer mit seiner heißen und trockenen Eigenschaft ordnete man die Leber mit der gelben Galle zu. Kalt und trocken entsprach der Milz und der schwarzen Galle und somit der Erde, während Wasser für das Gehirn stand und Schleim zugeordnet war. Die Viersäftelehre besagt nun, dass ein Mensch gesund ist, wenn in seinem Körper ein Gleichgewicht der vier Säfte besteht. Verliert der Körper die Harmonie der Säfte, werde der Mensch krank. Aufgabe der Medizin sei es in diesem Fall, durch die Verabreichung ganz bestimmter Arzneien das gekippte Gleichgewicht der Körpersäfte wieder herzustellen.

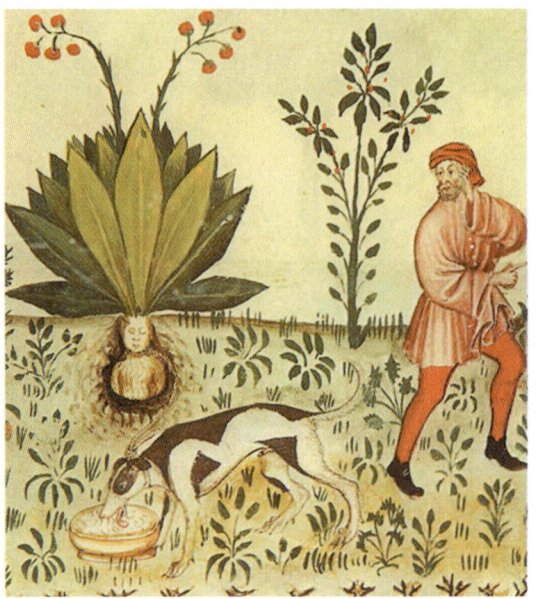

Hildegard widmete der Alraune ein Buch- kapitel

Hildegard von Bingen verband das Wissen über die Wirkungsweise mediterraner Heilpflanzen, wie sie auch in den Klostergärten wuchsen, mit Erkenntnissen über die Kräuter vor der Haustür, die sie durch eigene Erfahrung und durch die Menschen des Volkes erlangte. In ihren medizinischen Werken beschrieb Hildegard über 100 Heilpflanzen und gab Rezepte für ihre Anwendung als Kräuterwein, Pulver, Tee, Auflage, Salbe und Tinktur. Die Leistung Hildegards liegt unter anderem darin, dass sie alles damalige Wissen über Krankheiten und Pflanzen aus der griechisch-lateinischen Tradition mit dem der Volksmedizin zusammenbrachte und erstmals auch die volkstümlichen Pflanzennamen nutzte.

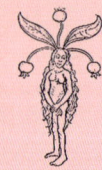

Hildegard übers Fieber

„Wer an täglichen Fiebern leidet, die von verschiedenen Speisen entstehen, darf nüchtern nichts trinken, da er dann innen noch trocken ist; denn wenn er nüchtern tränke, würde das Getränk durch den ganzen Körper dringen und ihm mehr schaden als nützen. Vielmehr soll er zuerst essen, damit seine Adern Speisesaft aufnehmen und erwärmen; dann trinke er Wein, und er wird ihm nicht schaden. Wenn er Wein nicht hat, trinke er Bier, wenn auch dies nicht da ist, Met, wenn er auch den nicht hat, koche er Wasser, lasse es abkühlen und trinke es. Wer alle 3 oder 4 Tage Fieber hat, darf nüchtern nur in der größten Not trinken, wenn ihn starker Durst ergreift, und dann nur ein wenig Wasser. Beim Frühstück aber trinke er Wein; der ist ihm zuträglicher als Wasser. "

Das Rosenwunder

Als Elisabeth eines Tages in die Stadt geht, um den Armen Brot zu geben, obwohl gerade dies ihr unter Strafe verboten ist, trifft sie die Mutter ihres Mannes (in anderen Versionen ihren Mann selbst), die ihre Barmherzigkeit nicht gutheißt und ihr eine Falle stellen will. Auf die Frage, was sie in dem Korb (andere Versionen: unter der Schürze) habe, den sie bei sich trägt, antwortet Elisabeth, es seien Rosen im Korb. Ihre Schwiegermutter bittet sie, das Tuch zu heben, um die wunderbaren Rosen sehen zu können. Widerwillig hebt Elisabeth das Tuch und im Korb liegen Rosen statt des Brotes für die Armen.

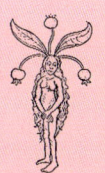

Für die Armen und Geschundenen: Elisabeth von Thüringen

Eine andere heil- und kräuterkundige Berühmtheit im Mittelalter war Elisabeth (1207–1231), Schutzheilige der Waisen, Witwen und Kranken. Sie verwarf Krone und Reichtum, zog das Bußgewand über und widmete sich aufopfernd den Kranken und von der Gesellschaft Verstoßenen. Mit vier Jahren war die ungarische Prinzessin nach Eisenach geschickt worden, weil sie dem ältesten Sohn des thüringischen Landgrafen versprochen war. Nach dessen Tod umgarnte sein Bruder Ludwig sie. Er hatte Erfolg, denn Elisabeth willigte in die Ehe ein, die glücklich verlief. Aus der Ehe gingen drei Kinder hervor, deren Erziehung Elisabeth aber anderen Menschen überließ, nachdem sie beschlossen hatte, ihr Leben ganz den Armen und Kranken zu widmen.

Sie ließ unterhalb der Wartburg ein Hospital errichten, in dem sie persönlich die Kranken pflegte. Entgegen der Überlieferung vom „Rosenwunder" war ihr Mann Ludwig keineswegs gegen ihre Aktivitäten, sondern nahm Elisabeth gegen die Kritik seiner in ihrem Adelsstolz verletzten Verwandten in Schutz. Folglich wurde sie nach seinem Tod aus der Wartburg verdrängt: Ihr unstandesgemäßes Leben in ärmlichster Kleidung und bei magerster Nahrungsaufnahme sowie ihr „unmöglicher Umgang" mit Bettlern brüskierte ihre Verwandtschaft. Umso mehr, als sie forderte, es ihr um Gottes Willen gleich zu tun.

Die letzten drei Jahre ihres Lebens verbrachte sie in der Stadt Marburg, wo sie ein weiteres Hospital gründete und sich mit den Vertrauten, die sie begleitet hatten, den Hilfsbedürftigen widmete. Auch hier wie schon in Eisenach bestimmte ihr Beichtvater Konrad von Marburg (1180/90–1233), unbarmherziger Ketzerprediger und Richter all ihrer Denk- und Handlungsweisen, ihr Tun. Um ihre Demut zu „fördern", entzog er ihr die Gegenwart ihrer besten Freundinnen. Da sie ihr Witwengut an Bettler verteilte, statt es kirchengemäß zu verwalten, ließ er sie seinen geballten Zorn spüren. Aber ihre tiefe Frömmigkeit beeindruckte nicht nur ihre leidenden Mitmenschen, sondern auch ihn: Als Erster beantragte er ihre Heiligsprechung, die bereits vier Jahre nach ihrem Tod erfolgte; sie war völlig entkräftet an einer Lungenkrankheit gestorben. Noch heute wird Elisabeth von Katholiken wie Protestanten gleichermaßen verehrt. Sie ist Vorbild für tätige Nächstenliebe und gleichzeitig faszinierend als ungewöhnliche Frauengestalt ihrer Zeit.

Die Beginen: Die „Haushälterinnen Gottes"

Ganz anders als Hildegard von Bingen lebten und agierten die so genannten Beginen, selbstbewusste, „emanzipierte" Frauen, die auch als Teil der mittelalterlichen

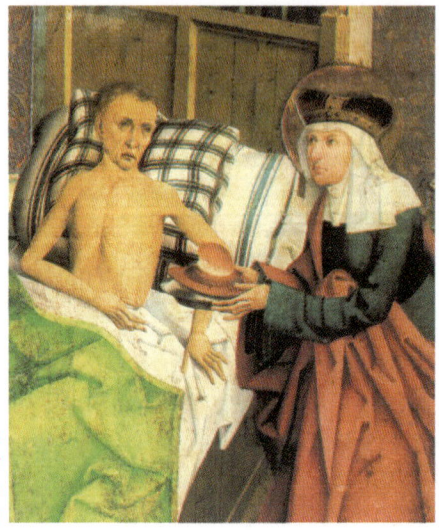

Agnes pflegt einen Kranken

Frauenbewegung betrachtet werden und Ausdruck der damaligen religiösen Reformbewegungen waren. Schon seit dem 13. Jahrhundert gab es in Europa überall ein stärker werdendes Bedürfnis nach klösterlichem Leben – vor allem beim weiblichen Geschlecht.

Das Kloster bot für viele von ihnen im Mittelalter die einzige Möglichkeit, einen eigenen, vom Vater oder Ehemann unabhängigen Lebensweg einzuschlagen, da unverheiratete Frauen ansonsten keine Entfaltungsmöglichkeiten hatten. Franziskaner- und Dominikanerorden fanden also regen Zulauf. Clara Sciffi (1193/94–1253), die Heilige Klara, Gefährtin des Franziskus von Assisi, gründete damals den Klarissenorden, den weiblichen Zweig der Franziskaner. Diesem Orden konnten sich auch verheiratete Frauen anschließen. Bis zu ihrem Tod kämpfte Klara um das „Privileg der Armut" sowie um die kirchliche Anerkennung der besonderen franziskanischen Lebensform. Die Ordensregel der Klarissen war die erste Ordensregel der Geschichte, die eine Frau für Frauen geschrieben hatte. Die Regeln sind für die damalige Zeit erstaunlich demokratisch – sie betonen insbesondere die Eigenverantwortung jeder einzelnen Schwester. In ganz Europa ließ man sich davon inspirieren und gründete ähnliche Gemeinschaften, darunter war auch die von Agnes von Prag.

Doch nicht alle Frauen konnten oder wollten in ein Kloster eintreten, sei es, weil sie dort keine Aufnahme fanden oder weil sie sich nicht auf ein lebenslanges Gelübde festlegen wollten. Aus diesem Grund entstanden alternative Formen religiöser Lebensgemeinschaften – das konnten allein lebende Frauen sein, die sich religiös engagierten, Frauenpaare, die gemeinsam wohnten und arbeiteten, aber auch kleinere und größere organisierte Wohngruppen mit hunderten von Mitgliedern.

Unabhängig leben

Bei den Beginen handelt es sich um eine Bewegung, die ein weit verbreitetes Bedürfnis religiöser Frauen nach anderen Lebensformen widerspiegelt und ganz

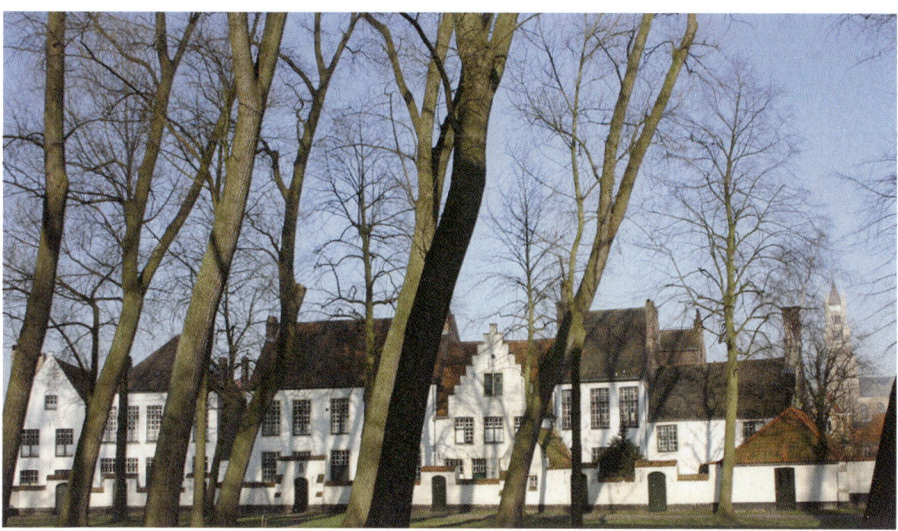

*Beginen-
hof in
Brügge*

unterschiedliche Versuche, solche Formen auszuprobieren. Ein Leben als Begine ermöglichte Frauen, die sozial auferlegten Rollen Ehe und Mutterschaft zu verweigern. Somit eine der wenigen Möglichkeiten, ein Leben in Selbständigkeit und wirtschaftlicher Unabhängigkeit zu führen.

Für viele Frauen war dies eine annehmbare Alternative zu Ehe und Familie. Auch die Möglichkeit, sich zu bilden, oder der Wunsch, Kranken zu helfen, dürfte für einige Frauen eine nicht unerhebliche Rolle gespielt zu haben. In vielen Fällen war der Entschluss, das Leben als Begine zu verbringen, als Antwort auf die Ablehnung des „normalen Frauenlebens" zu verstehen. Ein „ganz normales" Frauenleben schloss ein Unterwerfungsverhältnis (körperliche Züchtigung inbegriffen) in einer Ehe ein, welches dem Mann gestattete, in seiner Frau ein gehorsames Wesen ohne jegliche Rechte und mit vielen Pflichten zu sehen. Auch das Wissen um die Gefahren und Schmerzen der unausbleiblichen und rasch aufeinander folgenden Geburten kann als Motiv für die Ablehnung der Ehe und für ein alternatives Leben als Ehelose gelten.

Die Frauen lebten zusammen in so genannten Beginenhöfen. Charakteristisch für die Höfe sind die hinter Mauern und Vorgärten liegenden Häuser mit ihren typischen Fensterfassaden und Türen, idyllisch anmutend. Der Beginenhof in Lier, einer der schönsten in Flandern, ist heute eine Touristenattraktion. Der berühmteste Hof „Ten Wijngarde" in Brügge, der alten belgischen Hansestadt, ein Benediktinerinnenkloster. Für das Zusammenleben gab es keine einheitlichen Regeln. Manche Gemeinschaften hatten gar keine festen Normen, andere arbeiteten genaue Verträge, vor allem für die wirtschaftliche Seite des Zusammenlebens, aus – die meisten Konvente finanzierten sich schließlich aus der Arbeit ihrer Mitglieder, sei es im Handwerk, in der Krankenpflege oder im Handel. Was das religiöse Zusammenleben betraf, so sahen die Beginen da offenbar weniger Regelungsbedarf – jedenfalls ist kaum etwas in dieser Hinsicht überliefert.

Eine andere Form der Gemeinschaften waren die so genannten Beginenkonvente. Dort lebten die Frauen enger zusammen, hatten gemeinsame Wohn- und Gebetsräume und teilten ihr Einkommen, was nicht typisch war für das Beginenleben. Der Beginerorden war kein Bettelorden, im Gegenteil. Die starken wirtschaftlichen Aktivitäten der Frauen zielten auf ökonomische Unanhängigkeit.

So lautete ein wesentlicher Grundsatz der Beginen: „Eine jede möge sich durch ihrer eigenen Hände Arbeit ernähren können." Mit den Beginen entwickeln sich erstmals aktive Sozialarbeiterinnen, die Armen, Kranken und Sterbenden beistanden. Auch Seuchenkranke wurden betreut. Zahlreiche Beginen waren in der Kranken- und Altenpflege tätig. Sie pflegten bettlägerige Menschen und kümmerten sich um Arme und Waisenkinder.

Den aufblühenden Städten mit neuen Armutsvierteln waren die so genannten Seelschwestern willkommen. Im gewerblichen Bereich arbeiteten sie hauptsächlich in der Textilbranche. Spinnen und Weben gehörten zu den Haupttätigkeiten, auch Seidenspinnen und die Herstellung kirchlicher Gewänder. Spitzenklöppelei und Wappenstickerei war eine wichtige Fähigkeit der Beginen in Holland und Belgien.

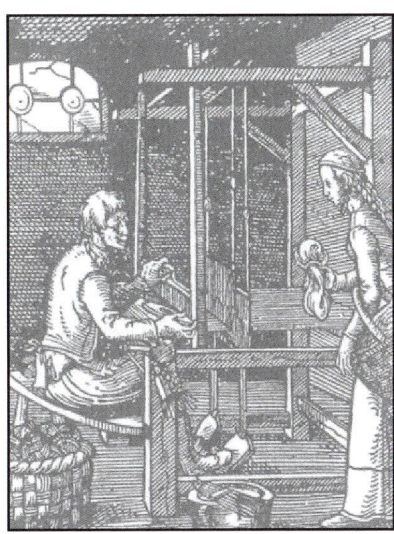

Am Webstuhl arbeiteten nicht selten Beginen

Stein des Anstoßes

Die starren und zugleich erdrückenden Hierarchien der mittelalterlichen Ständegesellschaft galten als gottgewollt. Demokratie war damals ein Fremdwort. Nicht so bei den Beginen. Die Ranghöchste der Gemeinschaft, die „Grande Dame", wurde von allen Mitfrauen gemeinsam gewählt. Eine Mitgift zum Eintritt in die Gemeinschaft wie in den Klöstern war nicht zwingend notwendig; sie wurde an den Besitzverhältnissen der jeweiligen Interessentinnen bemessen.

Es verwundert nicht, dass dieses eigenwillige und unkonventionelle Schalten und Walten der Frauen den machthabenden Instanzen ein Dorn im Auge war. Während die Beginenhäuser durch die „Bulle Gloria virginalis" 1233 erlaubt waren und sich ungestört entwickeln konnten, wurden die vagabundierenden Beginen, die es auch gab, schon bald vor das Inquisitionsgericht gestellt und verurteilt. In den Jahren 1366–78 schließlich wurden die meisten Beginen exkommuniziert, ihr Besitz beschlagnahmt, verkauft oder ihre Häuser sogar in Inquisitionsgefängnisse umgewandelt. Die dritte allgemeine Verfolgungswelle erreichte gegen Ende des 15. Jahrhunderts ihren Höhepunkt mit dem Erscheinen des „Hexenhammers". Die noch verbliebenen Beginenhäuser wurden später in Deutschland im Zuge der Reformation aufgelöst. Eine „Frauenbewegung" war damit für lange Zeit zunichte gemacht worden.

53

Medizinische Versorgung in der mittelalterlichen Stadt

Die Klöster mit ihren Gärten waren die Hauptträger des medizinischen Wissens. Mönche und Nonnen sorgten für die Abschrift und Verbreitung zahlreicher antiker Kräuterbücher. In den angeschlossenen Spitälern und Hospitälern kümmerten sich heilkundige Nonnen um Kranke und Pflegebedürftige. Das änderte sich im 12. Jahrhundert, als diverse Konzilbeschlüsse den Geistlichen die Ausübung ärztlicher Tätigkeiten untersagten. Medizin wurde in ganz Europa Gegenstand eines Universitätsstudiums, zu dem anfangs auch einzelne Frauen zugelassen waren. In den städtischen Krankenhäusern arbeiteten angestellte Stadtärzte, unterstützt von heilkundigen Frauen und pflegenden Krankenschwestern. Daneben übten Hebammen ihr Handwerk in der Stadt aus. Sie standen bei der Bevölkerung in hohem Ansehen, nicht nur beim einfachen Volk. Insgesamt gesehen kann jedoch im Mittelalter von einer ausreichenden medizinischen Versorgung der Bevölkerung keine Rede sein. Die wenigsten konnten sich die Dienste von Ärzten leisten, sie suchten notwendigerweise eher die Hilfe bei Wundärzten, Badern, Barbieren, Kräuterfrauen und weisen Frauen.

Frauen an der Schule von Salerno

Die Geschichte der akademischen Medizin Westeuropas hat ihren Ausgangspunkt in Salerno. Der schon in römischer Zeit beliebte Badeort am Golf von Paestum unweit von Neapel war bereits seit dem 10. Jahrhundert für seine medizinische Schule bekannt. Aus der ganzen Welt strömten Wissbegierige und Studenten hierher, in eine tolerante Stadt, die auch politisch und religiös verfolgte Intellektuelle aufnahm. Die Schule von Salerno entwickelte sich zur ersten medizinischen Universität, in der nicht mehr Kleriker, sondern vorwiegend Laien wirkten. Es bildete sich eine europäische Ärzteschaft heraus, die das Monopol der Klöster im medizinischen Bereich langsam aufbrach.

So zog es auch den Benediktiner und Kräuterhändler Constantinus Africanus, zwischen 1010 und 1015 im nordafrikanischen Karthago geboren, in die süditalienische Hafenstadt Salerno. Sein fundiertes Wissen hatte er beim „Fürst der Ärzte" Avicenna erworben. Elf Jahre lang übersetzte er in Italien medizinische Schriften aus dem Arabischen ins Lateinische und begründete so den hervorragenden Ruf der Medizinschule von Salerno. Aber nicht nur er.

Alle, die nach Salerno kamen, um zu lernen und zu lehren, brachten Wissen

Constantinus bei einer Harnuntersuchung

aus ihrer Heimat mit. So verschmolzen dort frühzeitig griechisches, syrisches, ägyptisches und jüdisches Heilwissen zu einer umfassenden Heilkunde. Drei Jahre dauerte damals das Grundstudium für angehende Mediziner, das Studium der Logik. Erst danach folgten fünf Jahre Fachstudium Medizin inklusive der Chirurgie, die andernorts noch lange Zeit als normaler Handwerksberuf galt und von Badern und Barbieren ausgeübt wurde. Anschließend musste der Mediziner ein Jahr lang unter der Anleitung eines erfahrenen Arztes die Praxis kennen lernen und erst dann erfolgte die Zulassung als approbierter Arzt. Allerdings hatte auch hier die Kirche ein Wort mitzureden. Sie legte dem Beruf strenge Beschränkungen auf und duldete keine Entwicklung, die sich nicht im Rahmen der katholischen Lehre bewegte. Studierte Ärzte durften ohne den Rat und die Hilfe eines Priesters keine Behandlung vornehmen, geschweige denn einen Patienten behandeln, der vorher die Beichte verweigert hatte.

Wohlhabende nahmen die ärztlichen Dienste bald in Anspruch, vorausgesetzt, die Ärzte machten deutlich, dass sie bei der Behandlung des Körpers die Seele nicht verletzen würden. Angesichts derart altertümlicher Vorstellungen war es nahezu

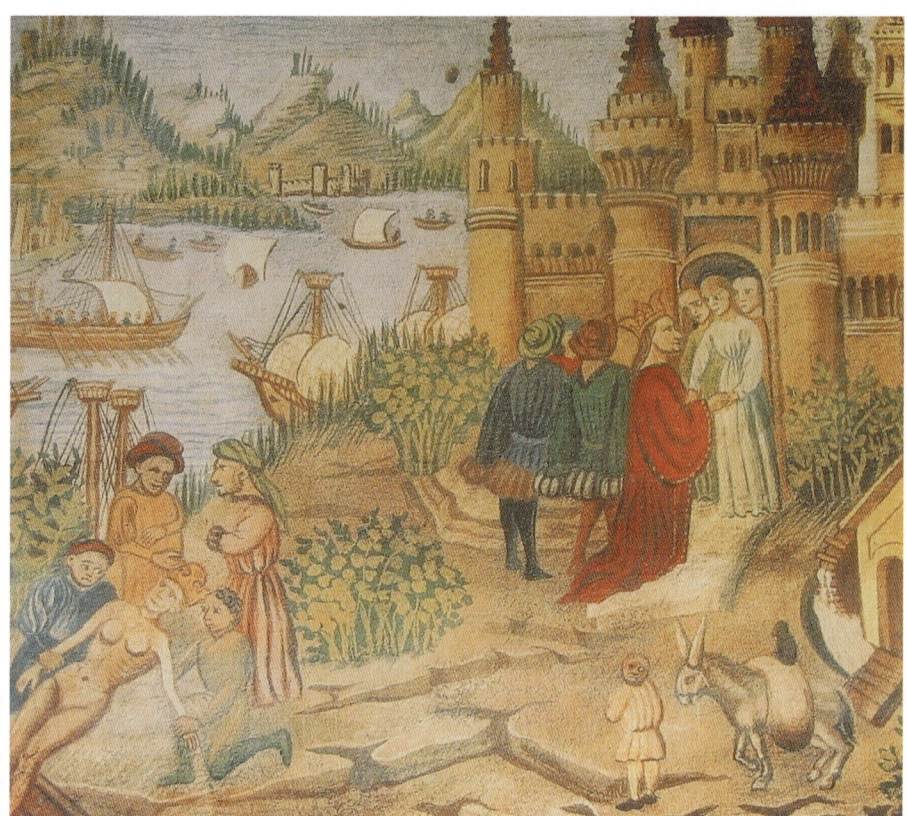

Schule von Salerno (Kanon des Avicenna)

ungeheuer für die damalige Zeit, dass in Salerno auch Frauen zu Studium und Lehre zugelassen waren. Es dauerte nicht lange und schon studierten, lehrten und praktizierten Frauen als Medizinerinnen und Ärztinnen. Die Frauen von Salerno wurden respektvoll „magistrae medicinae" genannt. Frauen, die es sich finanziell leisten konnten, nahmen ihre Dienste gern in Anspruch.

Trotula – die erste große Medizinerin des Mittelalters

Als „mulier sapiens", als gelehrte und weise Frau, wurde Trotula bezeichnet, eine der bedeutendsten Frauen an der Schule von Salerno im 11. Jahrhundert . Die Tochter einer vornehmen Medizinerfamilie war mit einem der bekanntesten Ärzte der Stadt, mit Plaetarius Johannes, verheiratet.

Sowohl er als später auch die beiden gemeinsamen Söhne lehrten und forschten an der Universität. Schließlich wurde Trotula – eine gelehrte und außerordentlich schöne Frau – ebenfalls Mitglied der medizinischen Fakultät, nachdem sie schon mit ihren drei Männern gemeinsam zahlreiche wissenschaftliche Abhandlungen geschrieben hatte. Sie verfasste das wegweisende gynäkologische Lehrbuch „De passionibus mulierum" über Frauenleiden und Gynäkologie, das lange Zeit als Standardwerk auf dem Gebiet der Frauenheilkunde galt. Ihre Schriften zeugen von erstaunlich fortschrittlichen gynäkologischen Kenntnissen.

Mit ihrer medizinischen Lehre verstieß Trotula in vielfältiger Hinsicht offen gegen die Auffassung der Kirche. So vertrat sie die Ansicht, dass die Kinderlosigkeit einer Frau in bestimmten Fällen auch auf gesundheitliche Probleme des Mannes zurückgeführt werden könne. Diese Meinung war eine für die damalige Zeit anmaßende Auffassung, glaubte man doch, alle Ursachen für Kinderlosigkeit lägen einzig bei der Frau. Darüber hinaus setzte sie sich dafür ein, dass Frauen bei der Geburt schmerzstillende Mittel bekamen. Die kirchliche Doktrin dagegen beharrte strikt darauf, dass Frauen bei der Geburt zu leiden hätten – Medikamente gegen Geburtsschmerzen waren ein absolutes Tabu, war die Kirche doch davon überzeugt, dass diese Art der Tortur die Strafe für den Sündenfall Evas war. Trotula war das kirchliche Denken egal, sie benutzte Opiate bei den Geburten und andere schmerzlindernde Heilkräuter gegen die Wehenschmerzen. Bei Entbindungen führte sie zudem Kaiserschnitte durch und praktizierte den damals noch weitgehend unbekannten Dammschnitt.

Trotula war als Ärztin überaus beliebt. Sie galt als hervorragende Psychologin, die sich die Zeit nahm, lange Gespräche mit ihren Patienten zu führen. Mithilfe ihrer legendären Puls- und Urindiagnosen soll sie vielen ungeklärten Erkrankungen auf die Spur gekommen sein. Auffallend ist ihre Bereitschaft, das überlieferte

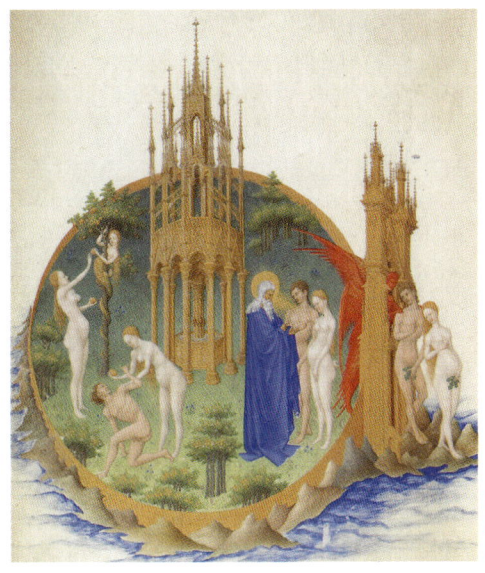

Der Garten Eden, das Paradies

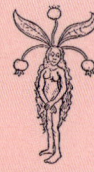

Andere Ärztinnen in Salerno

Trotula war beileibe nicht die einzige Ärztin in Salerno. Einige von ihnen wie Rebecca Guarna dürften einer der „Ärztedynastien" angehört haben, die ihre Sprösslinge zum Studium nach Salerno schickten. Die Jüdin Rebecca übte nach ihrer Promotion in Salerno eine Lehrtätigkeit aus und verfasste Abhandlungen über Fieber, Urin und den Fötus. Francesca di Romano erhielt am 15. September 1321 ihr ärztliches Diplom und durfte danach als Chirurgin arbeiten. Nicht zu vergessen Constantia Calenda, die letzte schriftlich überlieferte Ärztin in der italienischen Universitätsstadt. Es wird sicherlich noch eine Reihe anderer Frauen gegeben haben, die in Salerno studiert und unterrichtet haben. Leider sind ihre Namen nicht bekannt. Die erste deutsche Universität in Prag, 1348, ließ von Anfang an keine Frauen zum Studium zu.

Wissen der Frauen aus dem Volk mit in die Praxis einzubeziehen und ganz aus der erlebten Praxis heraus die Erfahrungen von Hebammen und anderen Heilerinnen anzuerkennen.

Trotula gehörte nicht nur zu den ersten Medizinerinnen, die ihre Patienten ohne Astrologie, Magie und Gebete behandelten. Sie hatte damals schon erkannt, dass Sauberkeit, eine ausgewogene Ernährung und Bewegung für die Gesundheit wichtig sind und warnte vor Unruhe und Stress. Bei unregelmäßiger Menstruation vermutete sie Mangelernährung, eine Krankheit oder psychischen Stress (Kummer, Ärger, Aufregung oder Angst) als Ursache.

Wenn es um Hautkrankheiten ging, galt Trotula als Spezialistin. So empfahl sie Bäder und Reinigungsmittel mit antiseptischer Wirkung, etwa Mandelöl und Iriswurzel bei Hautausschlägen. Und auch über die Säuglingspflege äußerte sich Trotula. Sie empfahl, bei Neugeborenen Gesicht und Ohren mit Massagen zu stimulieren. Sie zählte Kriterien auf, die bei der Wahl der richtigen Amme zu beachten seien. Schmerzstillende Lotionen und andere Tipps und Tricks beim Zahnen wurden ebenso beschrieben wie allgemeinmedizinische Hinweise bei Läusen, Würmern, Zahnschmerzen, Beschwerden der Augen, Krebs, Gehörlosigkeit und Übergewicht. Auch gab sie den Hebammen detaillierte Hinweise zur Prävention schwieriger Geburten und Schäden während der Geburt.

Praktizierende Ärztinnen in Stadt und Land

In Deutschland war es um die medizinische Versorgung schlecht bestellt, akademisch ausgebildete Ärzte und Ärztinnen noch lange eine Rarität. Kranke waren nicht selten ihrem Schicksal selbst überlassen. Die ehemals blühenden römischen Städte boten einen traurigen Anblick, da sie in der Spätantike und der Völkerwanderungszeit oft überfallen und ausgeplündert worden waren. Das enge Zusammenleben der Menschen ohne ausreichende Hygiene sorgte dafür, dass die immer wieder auftretenden Seuchen zahlreiche Opfer fanden. In den Städten flossen Toilettenabwässer in offene Gräben und verschmutzte Brunnen. Häufig lebten Tiere mit den Menschen unter einem Dach. Überall war es furchtbar schmutzig. Müll und Abfall bereiteten den dicht besiedelten Städten damals große Probleme: Essensreste, ausgesonderter Hausrat, tote Mäuse und Ratten türmten sich auf den Wegen. Die Stadtverwaltungen versuchten, diesen Übelstand mit Hilfe von Verordnungen abzustellen, doch oft vergebens.

Während sich das Leben der Bäuerinnen auf dem Land das Mittelalter hindurch praktisch kaum veränderte und sie Schwerstarbeit leisten mussten, um das Überleben ihrer Familie zu sichern, besaßen die Frauen in den Städten bereits mehr Freiheiten. Viele nutzen die Möglichkeit, einen eigenen Beruf auszuüben. Eine ganze Reihe von ihnen bildet sich autodidaktisch weiter, da ihnen der Zugang zu den

Das mittelalterliche Frauenbild

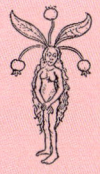

Im Mittelalter herrschte ein patriarchalisches System. Das Frauenbild der Kirche war durch frauenfeindliche und diffamierende Schilderungen gekennzeichnet: Frauen seien labil, führten andere in Versuchung, seien zänkisch, herrisch und stets bemüht, den Mann zu unterjochen und ihn jeder Lebensfreude zu berauben. Frauen seien für den Mann erschaffen worden und hätten sich ihm deshalb zu unterwerfen. Von Natur aus minderwertig, seien sie dem Mann körperlich und geistig unterlegen. Frauen seien zudem ungebändigt, zügellos und widerspenstig und müssten erst vom Vater und später vom Ehemann erzogen werden, um Demut und Gehorsam zu lernen. Der Mann hingegen sei wie geschaffen dafür, ein gottgefälliges Leben zu führen.

Universitäten verwehrt war. So werden in der Literatur Ärztinnen erwähnt, die zwar ohne medizinische Ausbildung, aber mit erfolgreichen Behandlungsmethoden praktizierten. Wir finden auch Zeugnisse über Apothekerinnen und Chirurginnen. Trotz vieler Hindernisse wagten sich Frauen in fast alle Berufssparten vor. Sie wurden in die Zünfte aufgenommen und gründeten eigene Frauenzünfte in den Berufen, in denen sie auch eindeutig dominierten.

Einige Ärztinnen gelangten in Deutschland zu hohem Ansehen. Zwar gab es Ende des 14. Jahrhunderts nur 15 zugelassene Medizinerinnen, im 15. Jahrhundert nahm ihre Zahl jedoch erheblich zu. Einer der Gründe mag darin liegen, dass der Kaiser zur Behandlung mittelloser Kranker weibliche Ärzte bestellte. Kein Traumjob für männliche Ärzte, weil die Bezahlung sehr schlecht war.

Jüdische Medizinerinnen

Auf deutschem Boden praktizierten im 15. Jahrhundert vermehrt jüdische Ärztinnen. Einer der Gründe dürfte wohl darin liegen, dass, wie das Beispiel Würzburg zeigt, zu dieser Zeit ein Mangel an Ärzten herrschte und man deshalb bereit war, sogar „Außenseiter der Gesellschaft" in den Dienst zu stellen. Als 1402 die Hochschule von Würzburg gegründet wurde, nahmen dort viele Lehrer in den verschiedensten Fächern – außer in Medizin – ihre Lehrtätigkeit auf. Als der Gründer der Hochschule, Bischof Johann I., 1411 starb, wurde die Hochschule geschlossen, und die Schüler wanderten nach Erfurt ab.

Sein Nachfolger, Johann II., Erzbischof von Würzburg, stellte am 2. Mai 1419 der Ärztin Sara einen Freibrief aus. Mit diesem Privileg war es ihr gestattet, ihre Kunst im Bistum gegen eine jährliche Steuer von zehn Gulden und gegen einen Zahlung von zwei Gulden frei auszuüben. Sara musste wohl in ihrem Beruf sehr beliebt und anerkannt sein, denn noch im selben Jahr war es ihr möglich, ein Rittergut anzukaufen. In Frankfurt am Main waren im 15. Jahrhundert 16 Ärztinnen tätig, in der Mehrzahl Jüdinnen. Unter ihnen die Ärztin Zerlin, die durch ihre Augenheilkunst großes Ansehen erreichte. Ihr wurde ebenso wie ihren männlichen Standesgenossen gestattet, außerhalb der Judengasse – einem Ghetto für Juden – zu wohnen. Zwar lehnte man ihr Ansuchen auf Steuerbefreiung ab, einer anderen jüdischen Ärztin in Frankfurt am Main wurde jedoch 1494 das „Schlafgeld" erlassen, damit sie in Frankfurt blieb. Auch hier waren Ärzte Mangelware.

Dass jüdische Ärztinnen nachzuweisen sind, obwohl ihnen eine akademische Ausbildung untersagt war, lag wohl daran, dass sie in der Wissenschaft der Medizin von ihren Vätern oder Männern unterwiesen wurden bzw. den Beruf des Arztes von jenen übernahmen – und manchmal diese erworbene Kunst auch wieder (meist) an einen männlichen Kollegen weitergaben. Eine der Heilkundigen, die ihr Wissen an einen Mann weitergaben, war Sara von Saint-Gilles, Witwe des Arztes Abraham. Sie schloss auf sieben Jahre einen Vertrag mit Salvet de Bourgneuf ab, damit er in ihrem Dienst blieb. Im Gegenzug führte sie ihn in die „artem medicine et phisice" ein.

Erfolgreich und anerkannt: Agatha Streicher aus Ulm

Überregional bekannt war damals bereits Agatha Streicher (1520–1581) aus der Reichsstadt Ulm. Obwohl sie als Frau keine Universität besuchen konnte, besaß sie ein profundes medizinisches Wissen, das sie wahrscheinlich von ihrem Bruder Augustin, einem Arzt, erworben hatte. 1561 leistete sie den Eid auf die Ulmer Ordnung. Sie musste schwören, allen Bürgerinnen und Bürgern der Stadt, ob arm, ob reich, gleichermaßen zu dienen und sich „mit zimlicher Belohnung zu begnügen", auch „dass sie nymandt keinen Sirop oder Recep, dann die durch dieser Stadt geschworne Apotheker gemacht werden, geben" werde. Danach konnte sie frei praktizieren, und sie tat es mit großem Erfolg, der sich bald herumsprach. Zahlreiche angesehene Persönlichkeiten, etwa die Prinzessin von Hohenzollern oder der Bischof von Speyer, reisten nach Ulm, um sich von ihr behandeln zu lassen.

Als höchste berufliche Anerkennung wurde sie 1576 an das Krankenbett von Kaiser Maximilian II. nach Regensburg berufen, wohin sie auf einem vom Ulmer Rat eigens ausgerüsteten Floß donauabwärts reiste. Wenngleich sie den Kaiser nicht mehr heilen konnte, war es ihr doch möglich, sein Leiden zu lindern, und sie soll bis zu seinem Tod an seinem Sterbebett geblieben sein. Sie verordnete dem wie viele Wohlhabende zu jener Zeit falsch und zu üppig ernährten Kaiser den Verzicht auf Alkohol und Fleisch, linderte seine Schmerzen mit von Kräuteressenzen getränkten Umschlägen.

Agathe Streicher war auch als Geschäftsfrau erfolgreich und eine wichtige Kreditgeberin für die Stadt Ulm, widmete sich jedoch auch karitativen Aufgaben. Wegen ihrer religiösen Überzeugung als Anhängerin der Schwenckfeldschen Lehre, einer Wiedertäuferbewegung, war sie aber auch Anfeindungen ausgesetzt. Schlimmer noch: Sie nahm den kranken, aus Ulm vertriebenen schlesischen Reformator Schwenckfeld (1490–1561) in ihrem Hause auf und versteckte ihn bis zu seinem Tod. In der damaligen Zeit hätte nicht viel gefehlt und die kluge Ärztin wäre

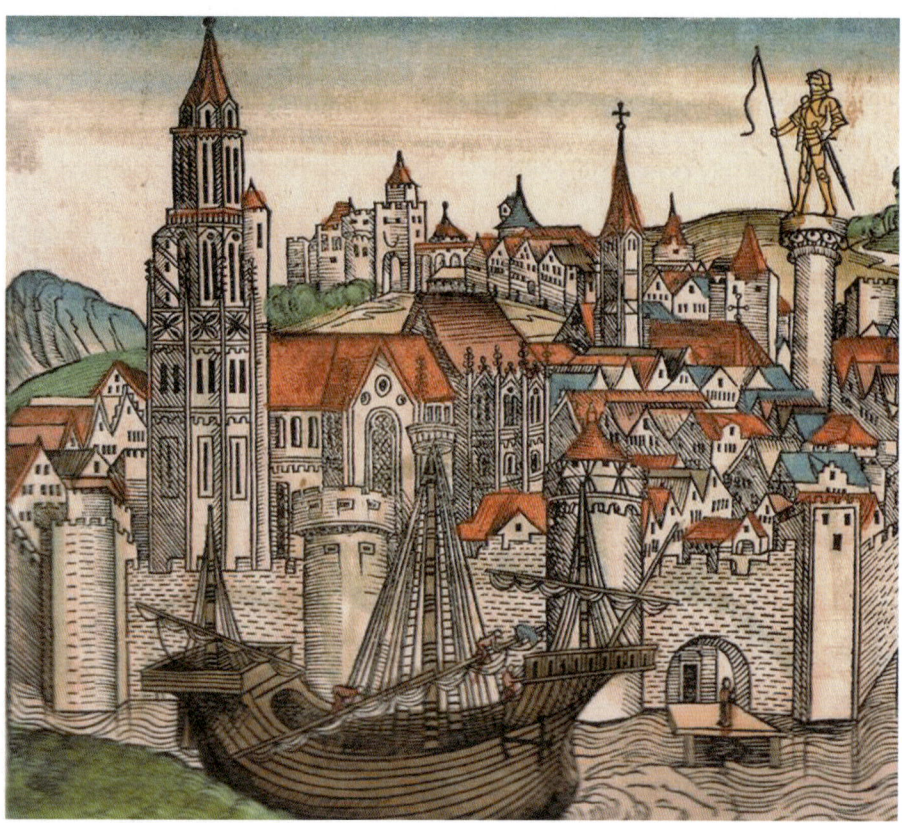

*Paris
Ende des
15. Jahr-
hunderts*

auf dem Scheiterhaufen gelandet. Der Rat der Stadt forderte sie auf, ihrem Glauben abzuschwören. Das tat sie nicht. Wegen ihrer Beliebtheit als Ärztin wagte man
allerdings nicht, den letzten Schritt zu gehen … 1581 starb sie. Den Totenschild, eine
Totengedenktafel in der Kirche, gönnte man ihr nicht, denn Personen, die „mit falscher Lehre" behaftet waren, sollten ohne Sarg, ohne „Sang und Klang" zu Grabe
getragen werden.

„Pfuschen" und Berufsverbote

In der französischen „Metropole" Paris herrschte im Mittelalter akuter Mangel an
ausgebildeten Ärzten. 38 Ärzte, darunter fünf Frauen ohne Zulassung, praktizierten damals in der 200.000-Seelen-Stadt. Unter ihnen Jacqueline de Alemannia, die

1322 angeklagt wurde, weil sie ohne entsprechende Ausbildung an der Universität praktiziert hatte. So wie ihr erging es vielen anderen, auch Margarete von Ypern und Johanna Belota traf dieses Verbot. Die französische Ärztin Jacoba Felicie wurde ebenfalls vor Gericht zitiert und mehrfach wegen illegaler Ausübung ihres Berufes verurteilt. Dies geschah, obwohl eine Reihe von Zeugen vor Gericht aussagten, sie habe erheblich weniger Geld für Heilungen erhalten als angesehene Ärzte für erfolglose Behandlungen. Nur dank der Unterstützung durch mächtige Freunde konnte Jacoba Felicie nach zahlreichen Prozessen endlich in Ruhe praktizieren. Die unberechtigte Ausübung einer medizinischen Tätigkeit wurde übrigens als „Pfuschen" bezeichnet. Da Frauen der Zugang zu den Universitäten verwehrt war, fand man unter den heilenden und praktizierenden Ärztinnen natürlich besonders viele „Pfuscherinnen".

Hospitäler und Krankenhäuser

Ihre Entstehung verdankten die Spitäler bzw. Hospitäler der moralischen Verpflichtung der Christen, tätige Nächstenliebe zu üben. In der Benediktinerregel galt das Gebot: „Die Sorge um die Schwachen muss vor allem und über alles getätigt werden, damit auf diese Weise in Wahrheit Christus und damit ihnen (den Schwachen) gedient werde."

Den größeren Klöstern, deren Hauptaufgabe die Liebestätigkeit war, war deshalb meist ein Hospital angegliedert. 817 bestimmte die Aachener Synode, dass jedes Kloster oder Stift über eine derartige Einrichtung verfügen sollte. Die Aufgaben der Barmherzigkeit: Speisung, Aufnahme und Bekleidung der Armen, Beherbergung der Fremden, Pflege der Alten und Kranken sowie Bestattung der Toten. Hier konnten Kranke Zuflucht suchen, doch nahm man auch Schwache und Bedürftige, Pilger und

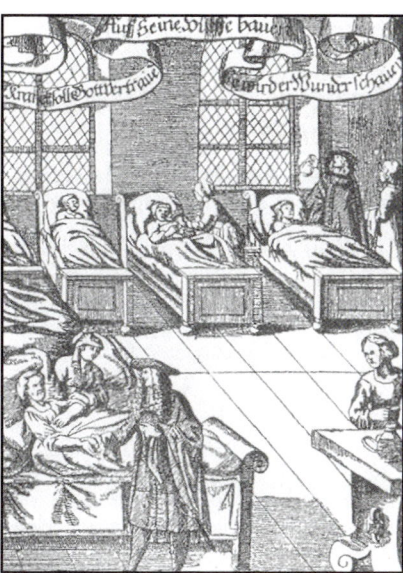

Arzt im Kranken-saal, Druck von 1682

Reisende auf. Klosterhospitäler ähnelten Gotteshäusern; die Krankenpflege folgte eher der Idee eines Gottesdienstes als einem medizinisch begründeten Hilfsprogramm. Die Ära der Klostermedizin ging im 12. Jahrhundert zu Ende. Das Konzil von Clermont sprach 1130 ein Praxisverbot für Geistliche aus.

Die Städte begannen damit, eigene Krankenhäuser zu errichten, für die Ärzte und Chirurgen von der Stadt angestellt wurden. Die Anstellung der Stadtärzte an den Spitälern unterlag einer genauen Regelung. Sie wurden mit einem festen Gehalt entlohnt, mussten einen Eid leisten, Armen und Reichen gleichermaßen ihre Hilfe angedeihen zu lassen und im Falle einer Epidemie die Stadt nicht zu verlassen, sondern treu auf ihrem Posten auszuharren. Von den reichen Kranken wurde der Arzt jedoch noch zusätzlich honoriert. Neben den Stadtärzten, von denen der Nachweis einer Universitätsausbildung verlangt wurde, gab es noch besoldete Stadtwundärzte, die lediglich praktisch geschult waren.

Die Existenz von Spitälern und Hospitälern eröffnete auch Frauen eine Reihe von medizinischen Berufen. An der Spitze der weiblichen Kranken, die im Hospital behandelt wurden, stand die „magistra mulierum", die „Oberaufseherin", eine fromme und rechtschaffene Frau: „Sie war zuständig für die Versorgung der Neuzugänge mit den notwendigen Gebrauchsgegenständen im Spital wie Leintücher und Decken, Essbesteck, Krug und Essschüssel. Sie war aber auch verantwortlich für das Zusammenleben der Schwer- und Leichtkranken." Die Arbeit galt als Knochenarbeit. Manchmal mussten – je nach Größe des Hospitals – an die 100 Patienten von den Frauen versorgt werden.

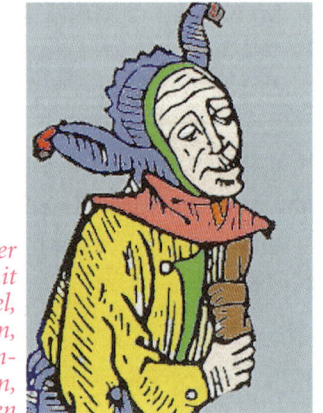

Typischer Narr mit Gugel, Eselsohren, Hahnenkamm, Schellen

Weggesperrt: „Wahnsinnige" und Leprakranke

Jahrhunderte lang wurden Behinderte als „Krüppel" oder „Blödsinnige" ausgegrenzt und lebten mehr oder weniger abgesondert am Rande der Gesellschaft. Sie waren auf das Wohlwollen ihrer Angehörigen und auf die Mildtätigkeit ihrer Mitmenschen oder kirchlicher Institutionen angewiesen.

Vor allem in wohlhabenden Familien lebten Behinderte oftmals mit in der Hausgemeinschaft. Für Behinderte aus den armen Unterschichten – ihnen gehörte der Großteil der Bevölkerung an – waren Almosen zum Überleben unverzichtbar. Solange man die Geisteskranken und Wahnsinnigen nicht für gefährlich hielt, wurden Betroffene häufig sich selbst überlassen. Manche erhielten ein Narrenkleid, das sie selbst schützen und andere warnen sollte. Richten wollte man nicht über sie. Die Familien der Wahnsinnigen waren – so der Sachsenspiegel – versorgungs- und regresspflichtig: „Over rechten doren unde over sinnelosen man ne sal man ok nicht richten; sweme sie aver scaden, ire vormünde sal it gelden."

Die ersten Spezialanstalten für Geisteskranke entstanden bereits im 12. Jahrhundert, z. B. in Damaskus, Kairo und Granada. Häufig wird von guter Pflege und Wohlwollen gegenüber den Patienten berichtet, es existierten auch reine Verwahrungshäuser, z. B. das Frankfurter „Stocke" oder auch die Lübecker „Dorenkisten". Das berüchtigte Bethlehem Hospital in London wurde 1377 gegründet. Unruhige oder aggressive Irre wurden mitunter auch vor der Stadt in Holzkisten gesteckt oder in die Stadttore gesperrt.

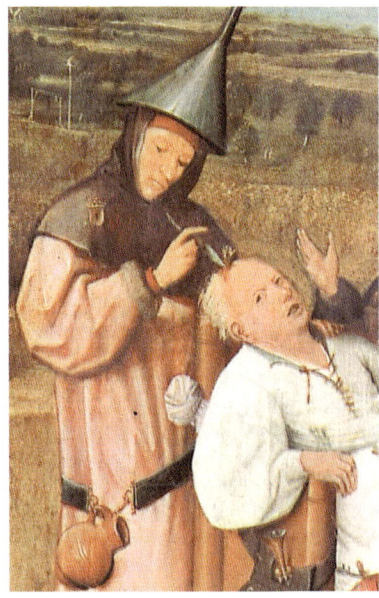

Der Steinschneider (Bosch um 1485)

In einigen Darstellungen von Narren findet sich auf deren Stirn ein eiterndes Geschwür, das so genannte Narrenmal. Am nächsten liegt die Erklärung, dass die Menschen des 15. Jahrhunderts – seitdem ist das Stirnmal der Narren in Darstellungen bekannt – davon ausgingen, dass die Narrheit eine im Kopf wuchernde Krankheit sei und diese in schweren Fällen mit bösartigen Hautveränderungen zu Tage trete. In diesem Zusammenhang sind die vielen Gemälde und Darstellungen des 15. und 16. Jahrhunderts über das Steine- oder Narrenschneiden zu sehen. Hier soll die Narrheit aus dem Kopf des Erkrankten heraus operiert werden, meist mit kurpfuscherischen Methoden.

Eine Sonderform des Krankenhauses waren seit dem 6. Jahrhundert die so genannten Leprosorien. Relativ isoliert von der übrigen Gesellschaft sollten hier die Aussätzigen außerhalb der Kloster- und Stadtmauern ihr Leben fristen. Die Leprosensiedlungen – später in Deutschland auch Siechenhäuser genannt – bestanden ursprünglich aus Holzhütten, die um eine Kapelle verstreut lagen. Zur Aufbesserung ihres Lebensunterhaltes hatten die Kranken unter Einhaltung bestimmter Auflagen das Recht zu betteln. Sie mussten eine kennzeichnende Kleidung und häufig auch Hörner, Schellen und Klappern tragen, um eine weitere Ansteckungsgefahr zu vermeiden. Der um 1120 in Jerusalem gegründete St.-Lazarus-Orden befasste sich speziell mit der Pflege von Aussätzigen in Lazaretten. Die Pesthäuser wurden zumeist vorsorglich gegen die plötzlich hereinbrechende Seuche errichtet. Die berühmte Königin Mathilde, die Frau Heinrich I., nahm Lepröse in ihr Haus auf und pflegte sie. Man nimmt an, dass der Palast von Westminster voll von Leprakranken war. Mathilde gründete an der großen Straße von London das „St. Giles in the Fields"– Leprosorium für 40 Kranke, mit einer Kapelle und einigen Wirtschaftsgebäuden. Mathilde gilt in England als erste Ärztin.

Der tägliche Überlebenskampf

Erst als Europa im Verlauf der Kreuzzüge im 12. und 13. Jahrhundert mit der arabischen Welt in Kontakt kam, entwickelte sich die europäische Medizin weiter. Bis dahin kannte man im Abendland bei leichteren Fällen einige Kräuter, bei schwereren Fällen galt der Aderlass als das Allheilmittel. Meist blieb den Kranken jedoch nur die Hoffnung auf ein Wunder und magische Beschwörungsrituale.

Neben den vielen Mangelerscheinungen durch unzureichende Ernährung bedrohten eine Vielzahl von Krankheiten das Leben der Menschen. So waren Typhus, Pocken, Cholera, Tuberkulose oder Lepra eine ständig gegenwärtige Gefahr, die in aller Regel zum Tod führte. Die durchschnittliche Lebenserwartung betrug damals 25 bis 32 Jahre. Allerdings war die sehr hohe Kindersterblichkeit, die zwischen 40 und 60 Prozent lag, für diese Werte verantwortlich. Diejenigen, die Kindheit und Jugend überstanden, konnten damit rechnen, älter zu werden. Die Lebenserwartung beim Mann war dann etwa 47, bei Frauen 44 Jahre. Letztere starben häufig während oder nach der Geburt.

Hart im Nehmen

Einen ständigen Zwiespalt im mittelalterlichen Medizinwesen bildete die in der christlichen Lehre gefestigte Vorstellung vom göttlichen Heilsplan. Krankheit war aus der Sicht jener Zeit kein den Organismus unmotiviert treffendes Übel, sondern gottgewollt, die Heilung Kranker stellte deshalb nach Auffassung der Kirchenväter ein Eingreifen in die göttliche Bestimmung dar.

Wer im Mittelalter krank wurde, musste sehr hart im Nehmen sein. Die Heilmethoden waren damals manchmal genauso schrecklich wie wirkungslos. Für die armen Leute blieb allenfalls der Gang zum Bader oder zur Baderin, etwa wenn ein Zahn gezogen werden oder zur Ader gelassen werden sollte. Viele Krankheiten, davon waren die Mediziner überzeugt, ließen sich durch die Wiederherstellung des Gleichgewichts der Körpersäfte behandeln. Durch Anwendungen wie Schwitzen, Aderlass und Schröpfen versuchte man die krank machende Materie, das Gift, wieder aus dem Kör-

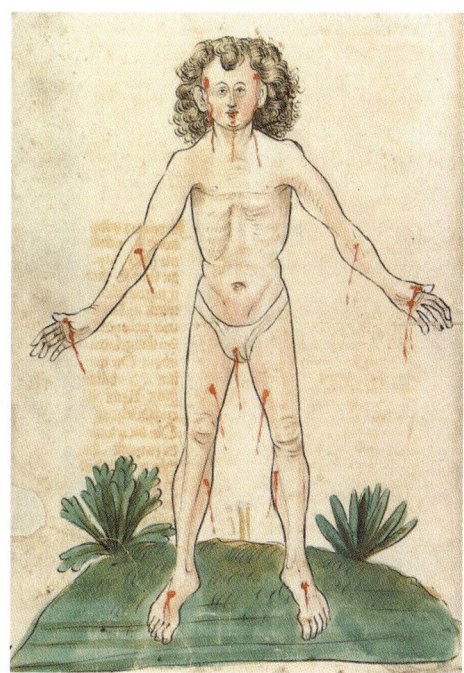

Aderlassmännlein aus Konrad von Megenberg „Buch der Natur"

per herauszuleiten. Bei den purgierenden Methoden handelte es sich im Wesentlichen um das Auslösen von Durchfällen und Erbrechen. Beliebtestes Heilverfahren war jedoch der Aderlass. Eine weite Palette von Krankheiten wurde damit behandelt. Die Zeiten für den Aderlass und die entsprechenden Stellen am Körper wurden nach astrologischen Kriterien festgelegt. Davon zeugen die zahlreichen Darstellungen von so genannten „Aderlass-Männchen". Ein gängiges Instrument dafür stellte die Luchsklaue dar, ein Haken, mit dem die Vene aufgerissen wurde.

Die größte Geißel: Der Schwarze Tod

Gesteigert wurde die allgemeine Furcht vor Krankheiten durch die großen Pestepidemien, die vom 12. Jahrhundert an über Europa hereinbrachen und ganze Gegenden buchstäblich entvölkerten. Die Pest gilt noch heute als die schlimmste Krankheit der Geschichte. Dies zu Recht: Bei der großen Pestepidemie, die 1347–

1351 Europa heimsuchte, erlag ein Drittel der gesamten Bevölkerung der Seuche. Die Auswirkungen machten sich in allen Lebensbereichen bemerkbar und meist folgte einer Pestwelle eine Hungersnot, da Nahrungsmittel durch die Verseuchung dezimiert waren und Transportwege zusammenbrachen. 1423 wurde in Venedig das erste Pestlazarett eingerichtet, um Kranke bis zu ihrer Genesung, meist jedoch bis zu ihrem Tod, zu isolieren.

Das große Sterben …

Der erste Gedanke beim Auftreten der Pest war die Flucht. „Verstecken nützt nicht", sagte 1394 Simon von Couven in Montpellier, „die einzige Rettung ist die Flucht." Aber alle Menschen konnten nicht fliehen, allenfalls Reiche verließen ihre Heimat. Die noch Gesunden versuchten, die Pestkranken wie die Aussätzigen möglichst zu isolieren und dadurch die Gefahr der Ansteckung zu verringern. Als zunehmend bekannt wurde, wie gefährlich und leicht übertragbar die Krankheit tatsächlich war, verweigerten Menschen selbst ihren Angehörigen, Kindern und Eltern die dringend benötigte Hilfe. Nur wenige Frauen und noch weniger Männer wagten es, die Pestkranken in den Krankenhäusern zu betreuen.

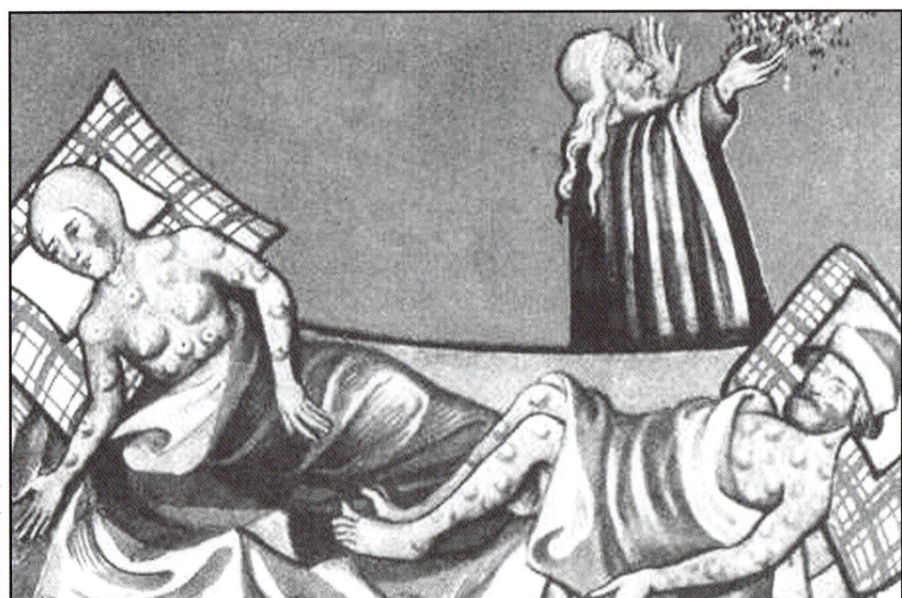

Beulenpest (aus der Toggenburgbibel, 1411)

Trotz der fast grausamen Konsequenz, mit der diese Maßnahmen angewendet wurden, bei der Pest erwiesen sie sich als unwirksam. Das ganze Haus des Kranken wurde gebannt. Seine Angehörigen und alle, die mit ihm in Berührung kamen, mussten mit ihm abgeschlossen bleiben. Man mauerte die Eingangstüre zu, um sicher zu sein, dass dieses Gebot auch befolgt wurde.

Die Toten wurden durchs Fenster hinuntergelassen und in so genannten Rabenkarren vor die Stadt geführt. Die Bestattung außerhalb der Stadt war ebenfalls eine Maßnahme zur Eindämmung der Epidemie. In Pestlöchern fanden Massenbeerdigungen auf zum Teil makaberste Art und Weise statt: Die Toten wurden lagenweise in die Löcher geworfen, mit Erde bedeckt, um darauf die nächste Lage Tote zu werfen. Wurden die Verstorbenen noch einzeln beerdigt, kamen spezielle Pestsärge zum Einsatz: Sie besaßen an der Unterseite zwei Klappen, durch die der Tote ohne großen Aufwand ins Grab befördert werden konnte, und der Sarg war einsatzbereit für den nächsten Toten. Mit diesen wegen der Ansteckungsgefahr gefährlichen Arbeiten beauftragt wurden soziale Randgruppen und Außenseiter: Juden, Zigeuner, Ausländer und Behinderte. Giovanni Boccaccio (1313–1375) beschreibt das Geschehen in „Il Decamerone": „So konnte, wer – zumal am Morgen – durch die Stadt gegangen wäre, unzählige Leichen liegen sehen. Dann ließen sie Bahren kommen oder legten, wenn es an diesen fehlte, ihre Toten auf ein bloßes Brett. Auch geschah es, dass auf einer Bahre zwei oder drei davongetragen wurden, und nicht einmal, sondern viele Male hätte man zählen können, wo dieselbe Bahre die Leichen des Mannes und der Frau oder zweier und dreier Brüder und des Vaters und seines Kindes trug." Als Sündenböcke mussten wieder einmal Randgruppen herhalten. Um sich vor ihnen und der Seuche zu schützen, fertigten Quacksalber Amulette an, Ärzte und Apotheker mischten Gegenmittel und publizierten Pestschriften. Im Volksmund wurde der Begriff des Quacksalbers ursprünglich für Personen benutzt, die ohne einen festen Praxisraum der Heilkunde nachgingen und dafür eine Vergütung verlangten oder erhielten.

Die „Ärztinnen" der kleinen Leute

Das einfache Volk vertraute sich im Krankheitsfall lieber Baderinnen oder Badern, die nebenbei im Ort ein Badehaus betrieben, an. In den Städten und auf dem Lande waren sie unentbehrliche Helfer für die Gesunderhaltung der Bevölkerung. Lange Zeit waren sie die einzigen, an die sich ein „normal Sterblicher" wenden konnte. Sie waren die „Ärzte der kleinen Leute", die sich keinen Rat bei den meist klerikalen, studierten Ärzten leisten konnten. Sie übten einen hoch geachteten, obgleich nicht wissenschaftlichen Heilberuf aus. Er umfasste das Badewesen, Körperpflege und Kosmetik, Teilgebiete der Chirurgie, der Zahn- und Augenheilkunde. So gehörte auch das Ziehen von Zähnen zu ihren Aufgaben. Der Bader behandelt Brüche und Verrenkungen, kurierte Wunden und Geschwüre und schiente die gebrochenen Glieder. Er setzte Schröpfköpfe und nahm den Aderlass vor, er besah Aussätzige und Erschlagene und versorgte die Leichen. Besondere Schulkenntnisse waren für die Ausübung des Berufs nicht nötig, kein Wunder also, dass besonders viele Frauen sich diesem Broterwerb zuwandten, war es doch gerade für sie eine Möglichkeit, Geld für ihren Lebensunterhalt zu verdienen.

Geliebt und anrüchig zugleich: Das Badehaus

Da es in den mittelalterlichen Häusern kein fließend Wasser gab, war es um die hygienischen Verhältnisse nicht zum Besten bestellt. Der Gestank von Fäkalien und Abfällen durchzog die engen Gassen. Für diejenigen, die es sich leisten konnten, war das Badehaus eine Möglichkeit, sich ab und zu gründlich zu reinigen. In den meist aus Holz gebauten Häusern, die im späten Mittelalter Dampfschwitzbäder waren, saß man vergnügt in Bottichen mit warmem Wasser.

Hier trafen sich Männer und Frauen nicht nur, um sich zu waschen, sondern auch um den neuesten Klatsch auszutauschen, einen guten Wein zu trinken und Kleinigkeiten zu essen. Badefrau oder Baderin wusch Haut und Haare, sorgte für gleich bleibende Wassertemperaturen und führte individuelle Massagen durch. Ein Bad zog sich nicht selten über mehrere Stunden hin und würde heute mit Wellness-Bad bezeichnet werden. Daneben boten die Betreiber des Badehauses medizinische Grundversorgung an. Essen

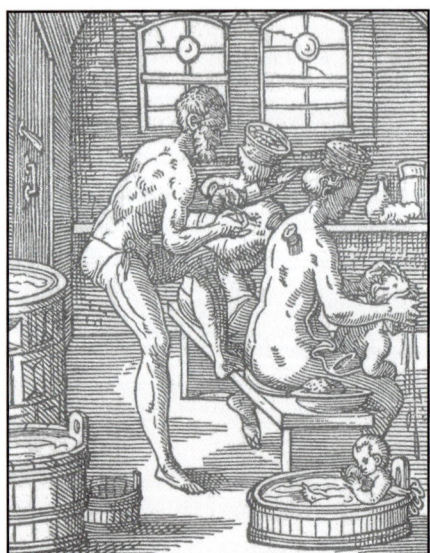

Ein Bader behandelt seine Gäste

und Trinken, Mädchen und Musik gaben diesen Badestuben immer mehr den Charakter von Vergnügungsorten, und schon früh führte die Geistlichkeit einen heftigen Kampf gegen die Auswüchse des Badelebens, gehörten diese Art von Freuden doch allenfalls in den häuslichen Bereich. Erst im 15. Jahrhundert fand eine Trennung in Männer- und Frauenbadanstalten statt. Wie sehr aber das Bedürfnis nach dem Reinigungsbad auch unter den niedrigen Ständen ausgeprägt war, zeigt die Sitte, dass für kleine Dienste und Hilfeleistungen oft ein so genanntes Badegeld verabreicht wurde.

Seit alters galten die Badestuben auch als „Herbergen der Leichtfertigkeit". In den Städten, ja selbst in den Dörfern war die Badehütte der Freiplatz für Liebespaare oder Gelegenheit zur Anknüpfung von Bekanntschaften. Die Literatur ist voll von höchst anstößigen Beispielen und Berichten, die bis in die Goethezeit zu finden sind. „Baderstöchter" hielt man schnell für Prostituierte. Wegen der häufig angeprangerten Sittenlosigkeit in den Badestuben, verbunden mit der Ansteckungsgefahr durch Syphilis und andere Krankheiten, verlor das Badewesen im 16. Jahrhundert an Bedeutung und kam im 18. Jahrhundert außer Gebrauch.

Notwendig, aber unehrlich

Obwohl Bader und Baderinnen für das Wohlbefinden des mittelalterlichen Menschen eine wichtige Rolle spielten, galt der Beruf – wie Henker, Totengräber oder Abdecker – lange als unehrlich. Da sie Kranke, Verwundete und Pflegebedürftige berührten, durften sie sich in keiner Zunft organisieren. Im heutigen Italien, der Schweiz oder Österreich waren sie dagegen seit jeher geschätzte Mitglieder des Bürgertums. So lässt sich in Wien die Zunft der Bader bis zu Beginn des 15. Jahrhunderts zurückverfolgen. Dort durchliefen Bader eine handwerkliche Lehre und bildeten einen angesehenen Stand. Die Laufbahn vom Gesellen zum Meister war explizit geregelt. Die Lehre bei einem Meister dauerte drei Jahre. Danach war eine dreijährige Wanderschaft und Ausübung des Gewerbes bei anderen Meistern gefordert. Erst nach Ablegung einer recht kostspieligen Meisterprüfung und eines Examens an der Wiener Medizinischen Fakultät war dem Bader bzw. der Baderin dann die selbstständige Berufsausübung erlaubt. 1548 erhielt diese Berufsgruppe auch im Heiligen Römischen Reich Zunftrechte. In Hamburg (1375), Augsburg und Würzburg (1373) wurden sie schon früh in Zünfte aufgenommen.

Der Aufgabenbereich der Baderinnen und ihres Personals war weit gespannt; er reichte vom Abspülen des Körpers mit heißem und kaltem Wasser über Massieren,

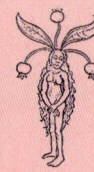

Agnes Bernauer

Agnes Bernauer war die Tochter eines Augsburger Baders und so hübsch, dass sich Herzog Albrecht III. von Bayern anlässlich eines Turniers in sie verliebte. Da seine Eltern ihn unbedingt standesgemäß verheiraten wollten, ließ er sich 1432 mit seiner Geliebten heimlich trauen. Als sein Vater davon erfuhr, kam es zum Zerwürfnis, der junge Herzog schenkte Agnes das Schloss Straubing und erklärte öffentlich, sie sei seine rechtmäßige Ehefrau und Herzogin. Der um die Erbfolge besorgte Vater griff nun zu dem letzten und in dieser Zeit wirkungsvollsten Mittel, die beiden zu trennen. Er

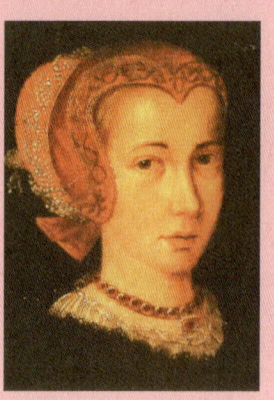

verleumdete Agnes als Hexe, indem er behauptete, sie habe das Herz seines Sohnes nur mit Hilfe eines teuflischen Liebestranks gewinnen können. Prompt wurde die Herzogin gefangen gesetzt und zum Tod durch Ertrinken verurteilt. Am 12. Oktober 1435 wurde sie zur Donau gebracht und von der Straubinger Brücke ins Wasser geworfen. Als sie wieder auftauchte und um Gnade bat, wickelte ein Henkersknecht eine ihrer Haarsträhnen um eine Stange und tauchte die Unglückliche schließlich so lange unter, bis sie kein Lebenszeichen mehr von sich gab.

Schlagen und Abreiben mit dem Badewedel oder der Badebürste aus Kardendisteln bis zur Schönheitspflege, Rasieren und Haareschneiden. Diese intensive Beschäftigung mit dem menschlichen Körper, vor allem bei der Übernahme ärztlicher Aufgaben, und die fast als selbstverständlich vorausgesetzte Bereitschaft, den losen Sitten der Badegäste zu entsprechen und Sonderleistungen auf sexuellem Gebiet anzubieten, verstärkten die Anrüchigkeit dieses Gewerbes. Die Gesellschaft nutzte das Angebot, redete aber nicht darüber.

Der Aderlass, das Setzen von Schröpfköpfen oder Blutegeln, die Behandlung offener Wunden, die Untersuchung des Urins, die Durchführung von Operationen, besonders Amputationen, rückte die ärztlichen Praktikerinnen nicht selten in die Nähe zu den verfemten Berufen. Hinzu kam jene eigenartige Mischung aus Wunderglauben und Misstrauen gegenüber den schwarzen Schafen, den Scharlatanen, Wunderheilern, Quacksalbern, Theriakskrämern und anderen Spezialisten aus dem Kreis der fahrenden Leute, die gewöhnlich in marktschreierischer Weise ihre Qualitäten als Bruchschneider, Zahnreißer, Starstecher, Schädeltrepanierer und Syphilisheiler anpriesen.

All dies bewahrte die teils berechtigten, die teils unberechtigten Zweifel an der ärztlichen Kunst der einheimischen Bader und Baderinnen. Die Haltung der Gesellschaft war zwiespältig: Man brauchte sie, suchte sie auf und gleichzeitig verachtete man sie lange Zeit.

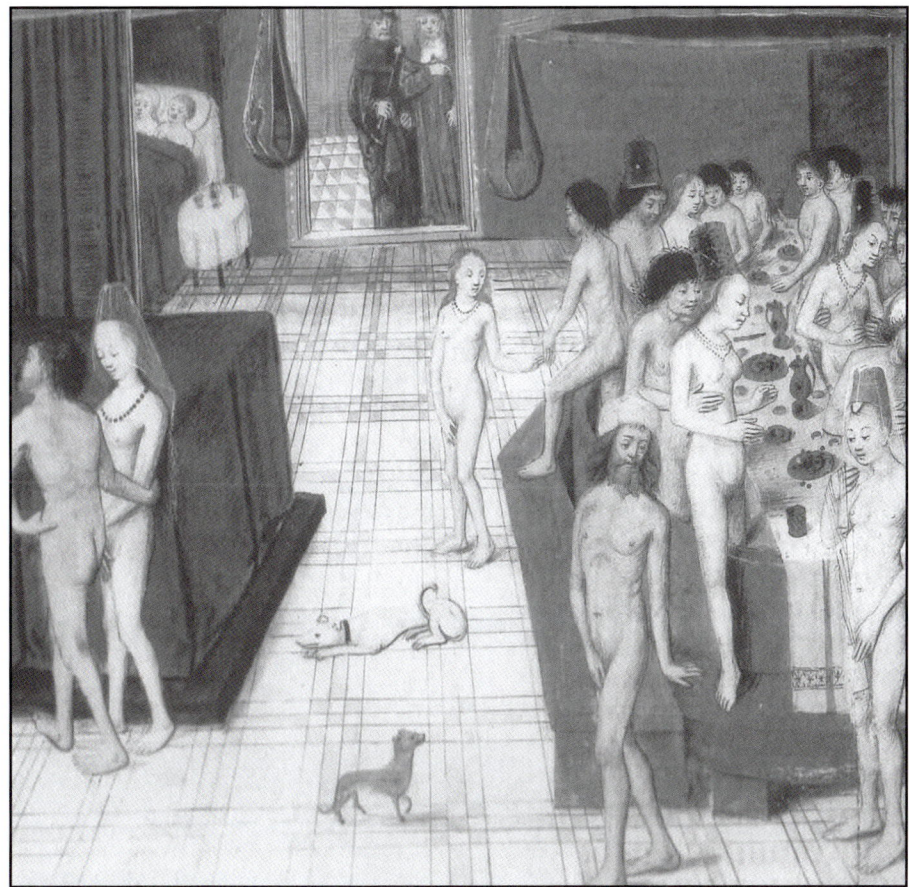

Szene im Badehaus, 15. Jahrhundert

Geschäftstüchtige Baderinnen

Um Geld zu verdienen, führten die zünftigen Baderinnen nicht nur in den Badestuben blutige Operationen, Aderlässe, Zahnextraktionen und Amputationen durch, sondern auch auf Märkten und Jahrmärkten. Die geselligen Zusammenkünfte des Mittelalters boten reichlich Gelegenheit, medizinische Dienste wie etwa Zahnziehen anzupreisen. Auch Salben und allerlei Wundermittel wurden an die Frau bzw. den Mann gebracht. Scharlatane fanden sich ebenso darunter wie Menschen, die ihr Handwerk beherrschten.

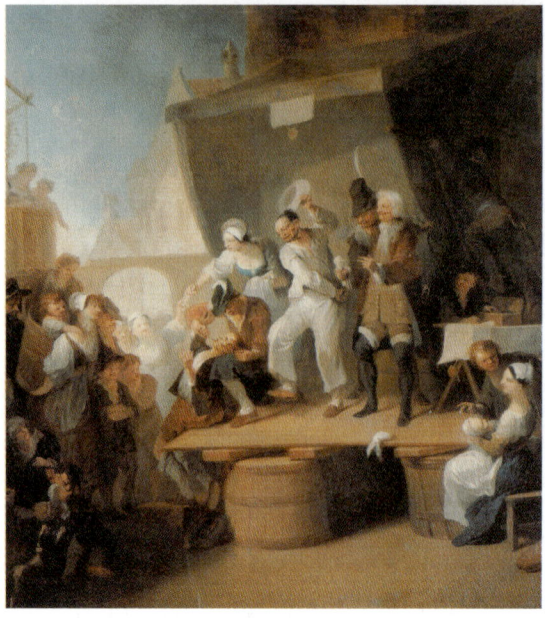

Ein Quack-salber preist seine Dienste an

Nicht nur Männer verstanden sich darauf, ihre Dienst marktschreierisch anzubieten. Susanne Dieterich berichtet z. B. von der geschäftstüchtigen Elisabeth Steinz: „Elisabeth Steinz zog mit einer Truppe von zehn bis zwölf Personen, einigen Affen und Bären durch die Lande, ausgestattet mit einem dubiosen Diplom aus München. In Erding schlug sie ihr Lager einmal für längere Zeit auf und während sie Patienten vor aller Augen behandelte, spielten ihre Hanswurste dem staunenden – und zahlenden – Publikum allerlei Schwänke vor.

Dass eine rege Werbetätigkeit zur ärztlichen Tätigkeit gehörte, verstand sich von selbst. Elisabeth Steinz machte mit selbst gemachten Plakaten und mit ihren Künstlern in Gasthäusern und auf Jahrmärkten auf sich aufmerksam."

Viele Frauen übernahmen den „Betrieb" von ihrem verstorbenen Mann, das machte das so genannte Witwenrecht möglich. Als fahrende Heilerinnen zogen sie wie ihre männlichen Kollegen über die Dörfer von Stadt zu Stadt. Sie waren dort deshalb nichts Ungewöhnliches, wurden oft geachtet und auch von den städtischen Behörden in Anspruch genommen. Für Frauen waren sie oft die einzigen Ansprechpartner, wenn es um gesundheitliche Probleme ging.

74

Vom Krämer zum Apotheker

Die ersten Apotheken waren im 8. und 9. Jahrhundert allenthalben Gewürz- und Drogenhändler, die nebenbei auch noch aus dem Orient über Venedig eingeführte Arzneimittel vertrieben. Die Wiener Drogenliste von 1432 enthält Spezereien aller Art, z. B. Pfeffer, Safran, Ingwer, Gewürznelken, Zimtrinde, Reis, Olivenöl, Feigen, Weinbeeren, Muskat, Weihrauch, Kümmel, Zucker, Mandeln, Seife, Wachs, Gips und Konfekt. An Arzneimitteln sind Schwefel, Alaun, Kampfer, Kupfervitriol, Theriak, Mastix, Himmeltau und natürlich viele andere verzeichnet.

Die ersten „Apotheken" in Deutschland wurden von Kaufleuten, die mit Heilkräutern und Gewürzen Handel trieben, als eine Art Kolonialwarenladen betrieben. Auch Klöster durften in einem von den Krankenstuben abgetrennten Raum aus ihren selbst angebauten Heilpflanzen Arzneien zubereiten. 1241 wurde vom Stauferkaiser Friedrich II. das „Edikt von Salerno" (auch „Constitutiones" oder Medizinalordnung) erlassen: die erste gesetzlich fixierte Trennung der Berufe Arzt und Apotheker. Ärzte durften keine Apotheke besitzen oder daran beteiligt sein. Arzneimittelpreise wurden gesetzlich festgeschrieben, um Preistreiberei zu verhindern. Das Edikt von Salerno wurde Vorbild der Apothekengesetzgebung in ganz Europa. Nach der Erlassung der Medizinalordnung von 1241 entstanden städtische Apothekenordnungen, in denen festgelegt wurde, dass Apotheken nur Arzneien verkaufen dürfen.

Die damaligen Apothekerordnungen unterschieden in Bezug auf die Medikamentenzubereitung im Wesentlichen zwei Kategorien: die als Spezereien bezeichneten einfachen Arzneien und die gemischten Mittel, die man „Konfekte" nannte. Im Sinne eines geregelten Gesundheitswesens entstanden in vielen Städten jeweils vom Rat privilegierte und öffentliche Apotheken. Mit einem Diensteid musste der amtlich zugelassene Apotheker feierlich versprechen, mit seiner Tätigkeit stets dem Wohle der Kranken zu dienen.

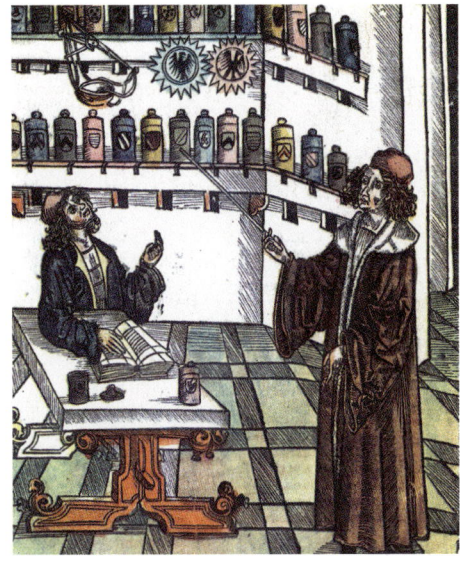

Apotheke, Darstellung von 1508

Hofapothekerin in Stuttgart: Maria Andreä

Auf dem Gebiet der Pharmazie machten sich auch heilkundige Frauen einen Namen. Von ihrer Großmutter zur Krankenpflegerin und Heilkundigen ausgebildet, kümmerte sich etwa Maria Andreä (1550–1632) zunächst vorrangig um Ehemann und sieben Kinder, wobei ihre Ehe untypisch für die damalige Zeit verlief: „Die häuslichen Arbeiten werden von Mann und Frau erledigt", schrieb später ihr Sohn. Maria Andreä wurde mit 51 Jahren Witwe, ermöglichte ihren vier Söhnen dennoch ein Studium, verheiratete ihre Töchter und folgte schließlich 1607 der schon früher geäußerten Bitte der Herzogin Sibylla, als Hofapothekerin nach Stuttgart zu kommen. Sie stand dort ein Jahr lang der fürstlichen Wohlfahrtseinrichtung für bedürftige Kranke vor und ihr Wissen in der Krankenpflege, in der Arznei- und Kräuterkunde wurde sehr geachtet. 1608 zog sie mit Herzogin Sibylla auf deren Witwensitz nach Leonberg, betreute Kranke und unterstützte die Herzogwitwe bei ihren karitativen Aktivitäten.

Nach dem Tod Sibyllas lehnte Maria Andreä wegen ihres Alters eine Rückkehr an die Stuttgarter Hofapotheke ab und lebte abwechselnd bei ihren Kindern. Auch in ihren zehn letzten Lebensjahren war sie sozial und karitativ tätig und wird in Calw als „Mutter der Stadt" und „Mutter der Armen" über den Tod hinaus verehrt.

Wundärztinnen und Chirurginnen

Arzt war auch schon im Mittelalter nicht gleich Arzt. Auf der einen Seite stand der Doktor der Medizin oder Physikus, der, an den Universitäten ausgebildet, der Krankheit mit diätetischen und pharmazeutischen Mitteln zu Leibe rückte. Heute würde man ihn wahrscheinlich als Internisten bezeichnen. Auf der anderen Seite stand die Gruppe der nicht akademischen Heilkundigen, die in gesellschaftlicher wie fachlicher Hinsicht aufgeteilt war. An der Spitze stand die Chirurgin oder Wundärztin und die Hebamme. Beide verfügten oft über großes Fachwissen und übten großen Einfluss im Volk aus.

Wundärzte und -ärztinnen absolvierten eine Ausbildung mit abschließender Gesellenprüfung. Um die Ausübung der Wundheilkunde qualitativ sicherzustellen und sich vor Missbrauch und Scharlatanerie zu schützen, wurden Berufsordnungen erlassen, welche die Tätigkeit der Wundärzte bis ins Detail regelten. Bestimmte Verrichtungen durften beispielsweise nur unter Aufsicht oder nach Anweisung

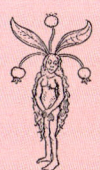

Unterwegs mit dem Bauchladen

Einige Baderinnen zogen auch als Arzneihändlerin mit ihren Körben beladen von Dorf zu Dorf, um die Menschen mit den wichtigsten Salben, Tinkturen, Heilpflanzen und Pflastern zu versorgen. Sie, die Wurzelgraberinnen oder Kräuterfrauen, lieferten die Heilmittel, die meist aus dem Pflanzenreich stammten. Von den Baderinnen im alten Baden weiß man, dass sie mit wild wachsenden Heilkräutern handelten und Medizinalpflanzen anbauten. Besonders geschäftstüchtige und erfolgreiche Händlerinnen konnten es sich sogar leisten, Verkäuferinnen anzustellen, die für sie die Arbeit des Überlandziehens übernahmen. Die Baderinnnen konnten sich in der Zwischenzeit hauptsächlich der Herstellung von Arzneien widmen, eine äußerst lukrative Geschäftsidee, wie auch das Handwerk der Ölverlegerinnen, die in Brennereien Öl zur Produktion von getränkten Pflastern zubereiteten. Sie waren überaus begehrt zur Linderung von Rheuma- und Gichtschmerzen.

eines studierten Arztes vorgenommen werden. Akademische Ärzte nahmen aber selbst keine chirurgischen Eingriffe vor. Das war „unter ihrer Würde".

Die Chirurgie wurde als handwerkliche Ausbildung damals an den Universitäten gering geachtet oder war gar verpönt. „Chirurgie" heißt wörtlich übersetzt eigentlich nichts anderes als Handwerk. „Cheir urgia" – mit der Hand machen –, so wurden die Handwerker im alten Griechenland genannt, zu denen auch die Chirurgen im heutigen Sinne gehörten. Daneben gab es auch Wundärzte, die ihre Kenntnisse durch Überlieferung des Wissens in der Familie erlangt hatten. Sie konnten ihre Kunst nur mit einem landesherrlichen Privileg ausüben und mussten eine Prüfung vor dem Collegium Medicum bestehen. Allein wegen der verhältnismäßig langen Ausbildungszeit mit Wanderschaft hielten sich die Frauen in diesem Beruf hauptsächlich im familiären Umfeld auf, d. h. sie lernten und arbeiteten an der Seite ihrer Ehemänner, Väter oder Brüder.

Chirurg war neben und unter den akademischen Ärzten ein sehr wenig angesehener Stand. Als handwerkliche Mediziner arbeiteten auch Scharfrichter und Scharfrichterinnen, Gaukler, Zahnbrecher, Bruch- und Steinschneider sowie Starstecher. Misserfolge waren bei ihrer Tätigkeit sicher häufiger als Erfolge. In Kriegs-

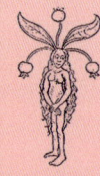

Verpönte Chirurgie

Die Chirurgie wurde im Mittelalter als handwerkliche Ausbildung an den Universitäten gering geachtet. Die Trennung von Chirurgie und innerer Medizin, der sich die akademischen Ärzte widmeten, war die Konsequenz eines Beschlusses der vierten Laterankonzils von 1215. Damit wurde den Akademikern der Verzicht auf chirurgische Praktiken vorgeschrieben. Hintergrund war, dass es während und nach chirurgischen Eingriffen oft zu Todesfällen kam, was moralisch nicht mit dem geistlichen Amt der damals noch überwiegend klerikalen Ärzte zu vereinbaren war. Dadurch wurde die Chirurgie als mindere Medizin aus den Universitäten ausgeschlossen und in den Verantwortungsbereich der handwerklichen Bader und Barbiere gegeben. Ebenso wie akademische Ärzte keine chirurgischen Eingriffe vornahmen, war es Wundärzten untersagt, innere Medizin zu betreiben.

zeiten behandelten Wundärzte und Feldschere die Verwundeten. Darüber hinaus haben in der Zeit vom 14. bis zum 18. Jahrhundert die so genannten „Quacksalber" oder „Kurpfuscher" der Chirurgie nicht unbedingt zum Ruhme gereicht. Diese boten ihre „Kunst" meist auf Jahrmärkten feil. Im Mittelalter gehörten Jahrmärkte zu den wichtigsten Ereignissen in der Gesellschaft: wirtschaftlich nicht nur, weil Waren verhandelt wurden, sondern auch, weil die Händler oft von weit her kamen, längere Zeit im Marktort verbrachten und dort Teile ihres Gewinnes in Herbergen, Läden usw. ausgaben.

Dass immer wieder Menschen auf Quacksalber – „solche Landstreicher und Leutebescheißer" – hereinfielen, erklärt sich aus dem gewaltigen Reklameaufwand, mit dem diese auf Jahrmärkten und Rummelplätzen ihre „Wundermittel" anpriesen. Dabei schreckten die landfahrenden „Doktores" nicht vor betrügerischen Werbemethoden zurück. So ist von einem italienischen Heilschwindler überliefert, dass er sich auf seiner Schaubühne vor neugierig gaffender Menge über einer Flamme die Finger verbrannte und sie anschließend binnen kurzem mittels einer mirakulösen Salbe kurierte. Er verschwieg dem staunenden Publikum allerdings, dass er vor der Demonstration seine Hände mit einer unsichtbaren Brandschutzschicht präpariert hatte. Durch Verordnungen suchten die weltlichen Obrigkeiten dem Kurpfuschertum ein für alle Mal abzuhelfen. Wegen ihres marktschreierischen Gebärens belegten sie die fahrenden Heilkünstler auch mit der Bezeichnung „Scharlatane". Dieser Ausdruck leitet sich vom italienischen Wort „clarare" ab, was soviel wie schwatzen bedeutet. Nicht wenige fahrende Heilkünstler bildeten sich zusätzlich als Gaukler und Artisten aus, um die Menge anzulocken.

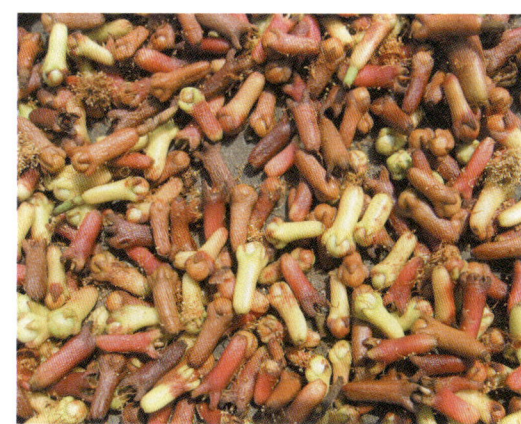

Als Heilmittel angepriesen: Nelken

Weise Frauen, Zauberfrauen und Kräutersammlerinnen

Magische Riten waren in Volksglauben und Volksbrauch fest verankert. Galt es doch, mit Hilfe der so genannten weißen Magie, der guten Magie, böse Dämonen zu vertreiben. Wer konnte das besser als die weisen Kräuterfrauen, die Zauberkundigen, die ihr Wissen von ihren Müttern und Großmüttern erworben hatten. Die zauberkundigen Frauen setzten ihren geheimen übernatürlichen Kräfte zum Wohle ihrer Mitmenschen und der Tiere ein und wurden als Mittlerinnen zwischen Natur und Kultur gleichermaßen gebraucht und verehrt. Das Wissen um Kräuter, Massagen und Tinkturen und deren Heil- und Giftwirkung zeichnete die weisen Frauen aus, die eine sehr enge Bindung an Garten und Natur besaßen und sich mit den Kräften des Mondes auskannten. Die weise Frau fungierte auf dem Lande. Die gesamte Heilkunde war ihr Bereich, die Kirche konnte dem nichts als Weihwasser entgegensetzen. Sie war die Beschützerin der Gemeinschaft, verließ sich auf Magie, benutzte sie aber hauptsächlich zu wohltätigen Zwecken, zum Heilen von Krankheiten, zum Entlarven von Dieben oder, um den Nachbarn vor Schäden zu bewahren. Es wurden ihr auch seherische Gaben zugeschrieben.

Sicher hatten ihre außergewöhnlichen Fähigkeiten, die ihnen Macht verschafften, für das allgemeine Empfinden schon immer etwas Dunkles und Unheimliches an sich, und das Volk brachte ihnen Bewunderung und Respekt zugleich entgegen. Denn wer um die guten Kräuter wusste, der wusste gewiss auch um die schlechten.

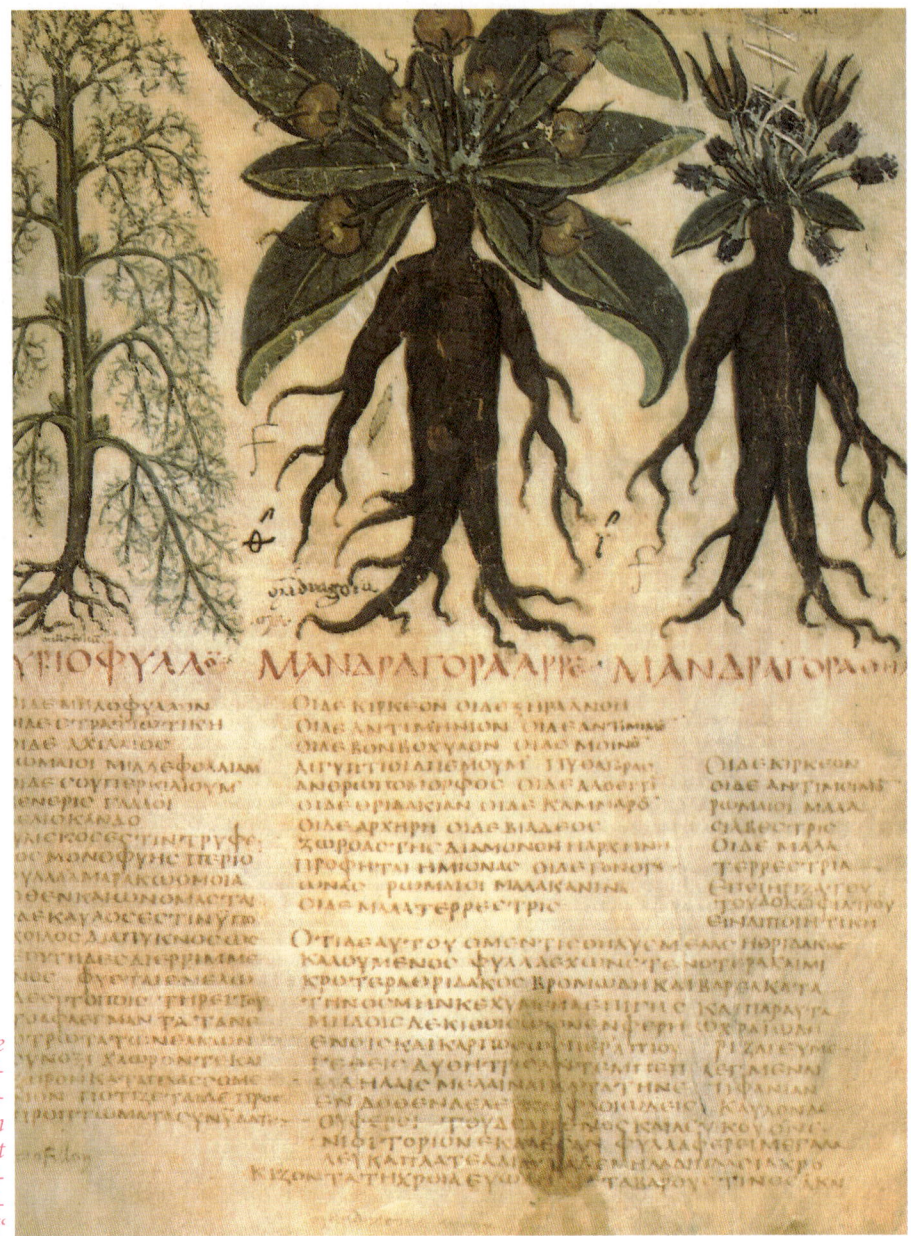

„Männliche und weibliche" Alraunen im Manuskript „Dioscurides neapolitanus"

... Weise Frauen galten als eingeweiht in die Geheimnisse der Natur, sie vermittelten zwischen den guten und bösen Geistern. Sie bannten Ängste mit magischen Praktiken und halfen den Menschen in Zeiten von Krankheit und Hunger. Sie waren Krankenschwester, Hebamme, Apothekerin, Heilpraktikerin, Heilerin und Psychologin in einer Person – Volksheilerinnen eben. Sie bereiteten aus den Pflanzen und Kräutern Tränke, Säfte und Absude, trockneten und mischten sie zu Tees, zerkauten sie zu Pflastern und rührten sie mit Fett zu Salben. Doch nicht nur das: Sie mussten sich um die Witterung kümmern. War es trocken, mussten sie für Regen sorgen, war es nass, für Sonnenschein.

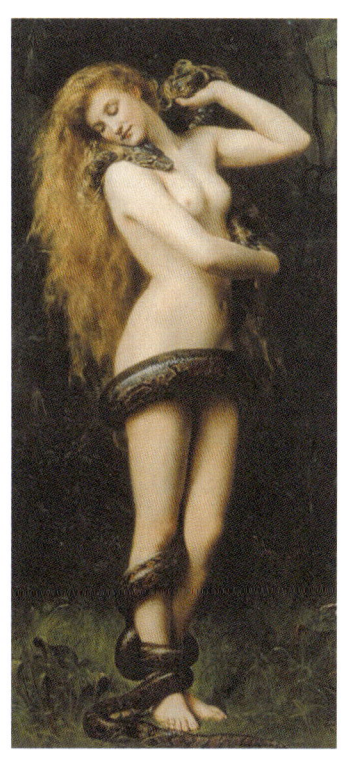

Lilith, Dämonin des Kindbettfiebers

Die ursprüngliche Macht der Frauen war in allen Kulturen die Magie. Das ist die Fähigkeit, mit allen Wesen zu kommunizieren, zu wandeln und neu zu gestalten; Verantwortung dafür zu übernehmen, sich zu schützen und auch trickreich Zerstörung zu verhindern. Was waren das für Frauen, die sich mit Heilkräutern auskannten und sich mit Wahrsagerei und allerhand Magie beschäftigten?

Die meisten von ihnen kamen sicher aus armen Verhältnissen. Sie arbeiteten z. B. als Spinnerin oder Korbflechterin. Da der Verdienst eher gering war, reichte es vorne und hinten nicht zum Leben. Noch prekärer wurde die Situation, wenn Kinder zu versorgen waren und der Ehemann als „Versorger" ausfiel. Auch die Bauersfrau im Dorf war gezwungen, etwas dazu zu verdienen. Alleinstehende Frauen, Witwen waren es meist, mit wenig Land und Vieh, die sich mit der Wirkung der Pflanzen beschäftigten und sich auf diese Weise ein Zubrot verdienten. Ihre Kundschaft fanden die Frauen nahezu in allen Bevölkerungskreisen, sogar unter Angehörigen der besser gestellten Familien oder des Adels. Auch als Wahrsagerinnen verdienten sich die weisen Frauen etwas dazu, vor allem auf Jahrmärkten wurde dieser Dienst gern angenommen und bezahlt.

Auch auf das Besprechen – die Anwendung geheimer Zauberformeln – verstanden sich die Kräuterfrauen. Dies geschah oft in Verbindung mit Handauflegen.

Frauen, die sich darauf verstanden, suchte man vor allem auf, wenn es darum ging, eine Krankheit von Mensch oder Tier zu besprechen und dadurch zu heilen.

Schon die Bibel (in der Apostelgeschichte 28,7) berichtet von Wunderheilungen: „In dieser Gegend hatte der angesehenste Mann der Insel, mit Namen Publius, Landgüter; der nahm uns auf und beherbergte uns drei Tage lang freundlich. Es geschah aber, dass der Vater des Publius am Fieber und an der Ruhr danieder lag. Zu dem ging Paulus hinein und betete und legte die Hände auf ihn und machte ihn gesund. Als das geschehen war, kamen auch die andern Kranken der Insel herbei und ließen sich gesund machen. Und sie erwiesen uns große Ehre; und als wir abfuhren, gaben sie uns mit, was wir nötig hatten." Noch heute – im 21. Jahrhundert werden Besprechen, z. B. von Warzen, und Handauflegen von Heilern und Heilerinnen praktiziert. Damals wie heute existiert eine große Klientel, die daran glaubt und bereit ist, dafür Geld auf den Tisch zu legen.

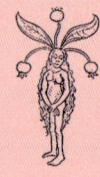

Gundelkraut

Schon bei den Germanen war die Gundelrebe eine sehr bekannte und beliebte Pflanze, die zu den so genannten Gundkräutern zählte. Gundkräuter kamen bei der Behandlung von eitrigen Wunden, Geschwüren oder Auswurf zum Einsatz. „Gund" bedeutete im germanischen Sprachgebrauch Eiter, giftiges Sekret oder Wundjauche. Zu den Gundkräutern zählte neben der Gundelrebe auch Ehrenpreis und Wegerich. Auch der alte Volksname „Herr des Eiters" deutet darauf hin, dass die Gundelrebe bei allen eitrigen Erkrankungen hilfreich sein kann. Die Gundelrebe wurde im Mittelalter vorbeugend als Mittel gegen Skorbut und als kräftigende Frühjahrskur eingesetzt. Auch eine ganze Reihe von Zauberkräften sagt man der Gundelrebe nach. So soll sie eine Behausung vor dem Blitzschlag schützen, wenn man nur ein Sträußchen Gundelrebe im Haus aufhängst. Als Milchzaubermittel wurde die Gundelrebe ebenfalls gerne eingesetzt. Nach dem ersten Frühjahrs-Austrieb der Kühe auf die Weiden wurde die erste Milch durch einen Gundelrebenkranz gemolken. Diese Melk-Prozedur sollte dafür sorgen, dass die Kühe das ganze Jahr eine ordentliche und gesunde Menge Milch abgaben. Auch hellseherische Kräfte soll die Gundelrebe unterstützen.

Das Wissen der Kräuter- und Zauberfrauen

Sie verwendeten anregende Kräuter wie Bärlauch, Huflattich und Löwenzahn etwa bei Erkältungen ebenso kundig und gewandt, wie sie Gundelkraut oder Minze gegen Albträume einsetzten. Kräuterfrauen kannten die schmerzlindernde Wirkung der Weidenrinde, sammelten die Rinde der an Flussläufen verbreiteten Silberweide und boten den Aufguss vor allem von rheumatischen Schmerzen geplagten Menschen an. Als man die Weiden später mehr und mehr zur Herstellung von Korbwaren benötigte und das Sammeln der Rinde unter Strafe gestellt wurde, wichen sie auf andere Pflanzen aus, z. B., Mägdesüß, mit deren Blüten man eine ähnliche Wirkung erzielen konnte. Auch mit Liebeszauber kannten sie sich aus. Im Mittelalter galten etliche Zauberpflanzen, z. B. Petersilie und andere Kräuter sowie Gewürze wie die Muskatnuss, als Aphrodisiakum.

Was heute wieder in Mode kommt, war im Mittelalter Alltag: Heilen mit der Natur. Beinwell half bei Knochenbrüchen und Wunden, die Nachtkerze gegen Ekzeme. Heilpflanzen waren im Volksglauben beseelte Wesen, besonders beliebt war der Holunder. Und wohl kaum einer barg soviel Heilkraft wie er. Die Blüten halfen bei Fieber, Umschläge aus Blättern und Rinde bei Rheuma und Gicht. Die Beeren heilten den Darm. Ein Holunderbusch am Haus vertrieb zudem Dämonen. Und keiner wagte, ihn zu fällen. Die Kräuterfrauen kannten alle Geheimnisse.

Magie und Heilkunde waren eng verbunden. Riten und Sprüche sollten die Wirkung heilender Kräuter verstärken. Im Wald, wo nach altem Glauben geheimnisvolle Geister ihr Unwesen trieben, wuchsen Pflanzen mit besonderer Kraft. Bei zunehmendem Mond war ihre Heilkraft am stärksten. Entscheidend beim Sammeln war die Tageszeit.

Das Berufsrisiko der Kräutersammlerinnen war hoch. Was eignete sich für welche Krankheit, wie hoch musste die Dosierung sein? Sicher entdeckten sie auch die Wirkung der Halluzinogene: Eisenhut, Mohn, schwarzer Nachtschatten. Die meisten Heilkundigen lebten ein wenig abseits, sie hielten sich – wohl auch wegen ihrer anstrengenden und zeitraubenden Tätigkeit – vom gesellschaftlichen Leben fern. Wenn sie seltene Kräuter sammelten oder Frauen bei der Geburt halfen, waren sie oft bei Nacht und Nebel unterwegs. All das genügte, um ihnen eine Nähe zum Düsteren und Schaurigen zu unterstellen. Besonders heikel wurde es für die heilkundigen, weisen Frauen naturgemäß, wenn ihre Kunst versagte. Dann waren sie den bösesten Verdächtigungen ausgesetzt – vor allem von Seiten der Kirchen und ihren männlichen Konkurrenten, den Ärzten, Badern, Apothekern. Zwar kamen die Men-

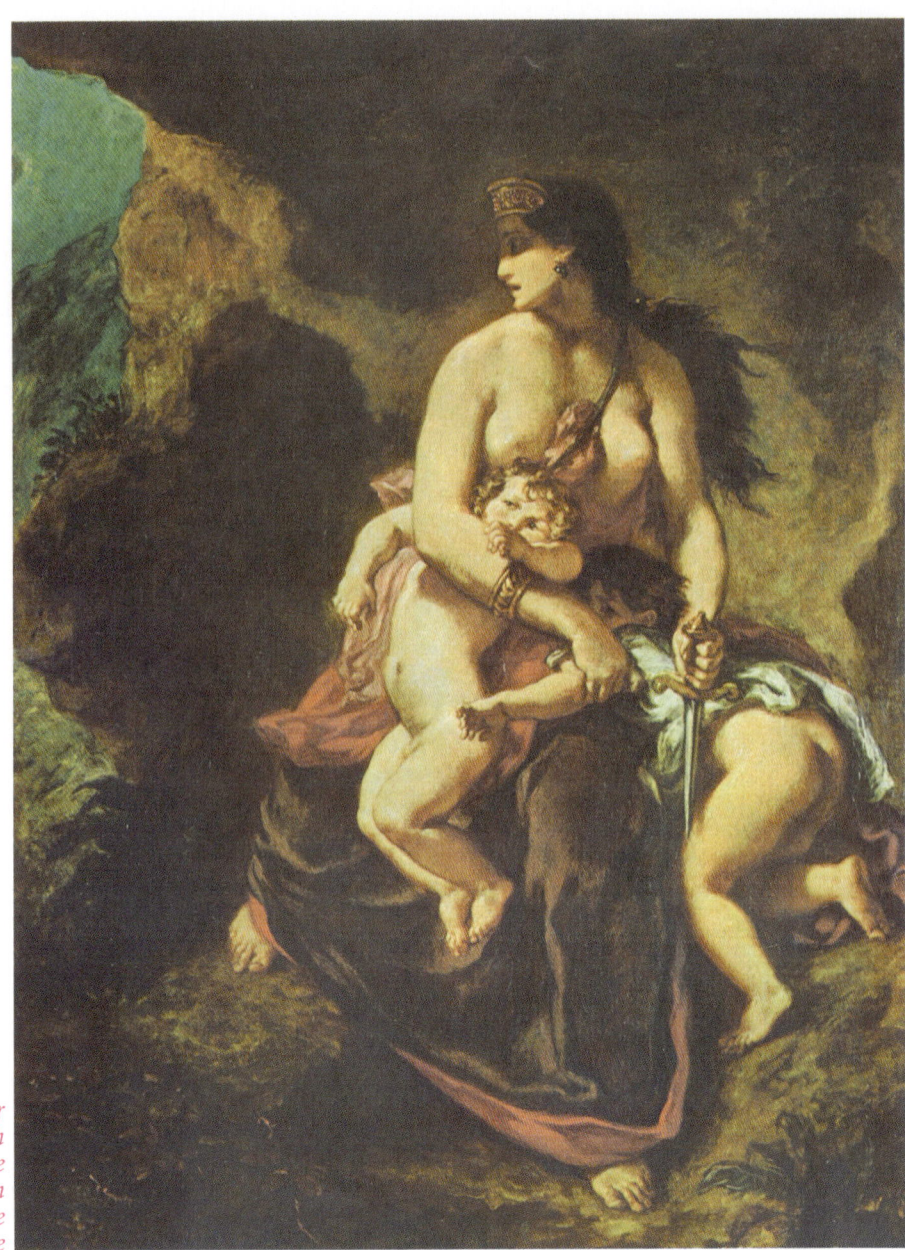

*Medea war
eine noch
berühmtere
Zauberin
als ihre
Tante Kirke*

schen zu den Zauberkundigen, die am Waldesrande wohnten, wenn keine andere Möglichkeit mehr blieb. Versagten sie jedoch einmal oder das Ergebnis ihres Trankes war ein anderes als erwartet, so war man schnell mit dem Vorwurf „Hexe" zur Hand. Was folgte? Anklage, Vorwürfe, Folter, Geständnis, Widerruf, Folter, Folter … Scheiterhaufen.

Zaubertränke aus dem Kessel

Schamanen und alle Arten von Magier bedienten sich seit ältesten Zeiten selbst gebrauter Zaubertränke. Bereits Kirke benutzte, um aus Männern Schweine zu machen, neben ihrem Zauberstab einen magischen Trank. Woraus die Tränke, von denen in Hexenprozessen zu viel zu lesen ist, bestanden, blieb das Geheimnis der Frauen. Die „drei unheimlichen Schwestern" aus William Shakespeares „Macbeth" geben allerdings ein Rezept preis: „Um den Kessel dreht euch rund, werft das Gift in seinen Schlund. Kröte, die im kalten Stein Tag und Nächte, drei mal neun, zähen Schleim im Schlaf gegoren, soll zuerst im Kessel schmoren! Sumpfger Schlan-

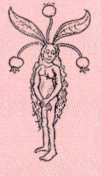

Die Alraune

Im Mittelalter besaß die Alraune einen sagenumwobenen Ruf, was nicht nur mit ihrer Giftigkeit, sondern auch mit der menschenähnlichen Gestalt der Wurzel zusammenhing. Bloßes Ausgraben der Wurzel soll sofort den Tod gebracht haben. Um sie zu ernten, musste man sie ringsherum ausgraben, so dass nur ein kleines Stück im Boden blieb. Sodann band man einen Hund an die Wurzel, der sie, sobald er dem Herrchen folgte, ausriss und auf der Stelle als stellvertretendes Opfer starb. Dabei ertönte ein fürchterlicher Schrei und der Himmel verfärbte sich blutrot. Eine Pflanze, die so umständlich zu ernten war, erzielte selbstverständlich auch ihren Preis. Insofern kann es nicht überraschen, dass stattdessen oftmals die Wurzeln von anderem Grünzeug stattdessen angeboten wurden, etwa die der Rotbeerigen Zaunrübe, denn auch im Mittelalter war die Alraune eher selten zu finden. Der Schaden des Betruges war indes gering, denn die Alraune war nicht zum Einnehmen vorgesehen, sondern wurde einmal täglich gewaschen, in trockene Tücher gelegt und schließlich wieder in einem kostbaren Schränkchen aufbewahrt.

ge Schweif und Kopf brat und koch im Zaubertopf: Molchesaug und Unkenzehe, Hundemaul und Hirn der Krähe; zäher Saft des Bilsenkrauts, Eidechsbein und Flaum vom Kauz: mächtger Zauber würzt die Brühe, Höllenbrei im Kessel glühe." Allen diesen unheimlichen Zutaten haftete im Volksglauben der Ruch des Magischen an. Kröte, Eidechse, Krähe und Eule, Bilsenkraut waren typische Hexenpflanzen. Die meisten Zaubertränke dürften allerdings weit einfacher und weniger gruselig gewesen sein. Wenn auch nicht unbedingt appetitlicher.

Bei Liebeszaubern etwa wurde oft Blut, und zwar häufig Menstruationsblut, als eine der wichtigsten Zutaten erwähnt, daneben fanden andere Körpersubstanzen wie geriebene Fingernägel und klein geschnittene Haare Verwendung. „Sie nehmen ihr Menstruationsblut, mischen es unter Speise oder Trank und geben es ihren Männern zu essen oder zu trinken, damit sie mehr von ihnen geliebt werden." Auch Pflanzen wie Lorbeer, Muskatnuss, Beifuß, Dill und Rosmarin spielten eine Rolle, bei Schadenszauber griffen Frauen gern auf die Tollkirsche zurück. Salben mit dem Extrakt der giftigen Beere führten zu real erlebten Wahnvorstellungen, trug man sie auf die Haut auf. Die Tollkirsche gehörte deshalb neben dem Bilsenkraut und dem Stechapfel zu den „klassischen Hexendrogen".

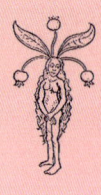

Sebastian Brant über heilkundige Frauen

Ein Narr, wer nach dem Arzte trachtet,
doch dessen Rat dann nicht beachtet
und will auf alte Weiber hören, die hilfreich ihn zu Tode beschwören,
mit Zauberei und Narrenwurz bereiten vor den Höllensturz.
Man aberglauben heut so viel, wenn man erlangen Gesundheit will;
wenn alles ich zusammensuch, wird draus ein ganzes Ketzerbuch.
Wer krank ist, der will nur genesen;
und achtet nicht, was die Quell gewesen;
den Teufel selber mancher riefe; wenn so der Krankheit er entliefe
und derart ihm könnt Hilfe werden,
statt zu verschlimmern die Beschwerden.

(Aus dem „Narrenschiff", 1494)

Mehr als Geburtshelferinnen:
Frauen als Hebammen

Von jeher halfen Frauen einander bei der Geburt eines Kindes. Eingebettet in traditionellen Volksglauben und Volksmedizin übernahm die Betreuung der Schwangeren, der Gebärenden und der Wöchnerin die weise Frau, eine Frau aus der Nachbarschaft, die sich praktisches Wissen erworben hatte. Sie wusste um die symbolischen Handlungen, die zum Schutz von Mutter und Kind nötig waren. Das Wissen um die Geburtsvorgänge wurde von Frau zu Frau, von Generation zu Generation weitergegeben. Der eigentliche Beruf der Hebamme entwickelte sich aus dieser Form der Nachbarschaftshilfe. Frauen, die sich in der Geburtshilfe hervortaten, wurden von der Gemeinschaft der verheirateten Frauen in den Dörfern zur Gemeindehebamme gewählt. Sie genossen ein hohes Sozialprestige und eine nicht zu unterschätzende Macht. Das Amt der Hebamme stand nur für Frauen offen, die verheiratet oder verwitwet waren und selbst schon Kinder geboren hatten. Da es für die Hebammen keine regulierten Arbeitszeiten gab, waren es fast immer ältere und sehr häufig verwitwete Frauen, deren Kinder schon groß waren und die über ihre Zeit frei verfügen konnten. Außerdem wurde den älteren Frauen eine größere Lebensweisheit zugesprochen. Nicht umsonst nennt man noch heute in Frankreich die Hebammen „sages femmes", weise Frauen.

Mütter, Kinder und die katholische Kirche

Die Geburt eines Kindes war im Mittelalter ein großes Ereignis, denn mit der Geburt änderte sich die soziale Stellung der Frau. Eine kinderlose Frau hatte – auch wenn sie verheiratet war – innerhalb der Gesellschaft einen niedrigeren Stellenwert als Mütter. Die volle Zugehörigkeit zur dörflichen Frauengemeinschaft hatten nur

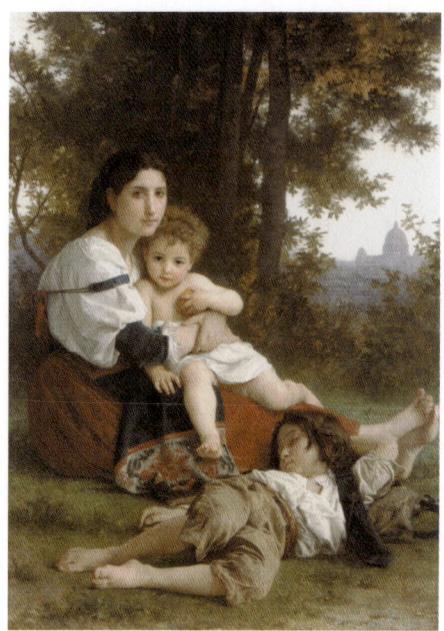

*So ideali-
siert war
das Mutter-
Kind-Ver-
hältnis im
Mittelalter
nicht (Bou-
guereau)*

Frauen mit Kindern. Neben diesem sozialen Aspekt der Familie gab es auch den ökonomischen Gesichtspunkt. Kinder trugen mit zum Einkommen der Familien bei und sollten später einmal die Eltern versorgen. Da sie in erster Linie als zukünftige Arbeitskräfte und als Garanten der Altersversorgung betrachtet wurden, war die Dauer der Kindheit auf den Lebensabschnitt beschränkt, in dem die Kleinen noch nicht ohne fremde Hilfe auskommen können. Schon sehr früh mussten Kinder auf dem Land mithelfen, die Existenz der Familie zu sichern; auch in den Städten endete die „behütete" Kindheit schon in jungen Jahren, zumindest bei den kleinen Handwerkern und einfachen Arbeitern. In der Eltern-Kind-Beziehung spielten Gefühle eine geringere Rolle als heute – dabei ist jedoch zu bedenken, dass die meisten Kinder noch vor Erreichen des ersten Lebensjahres starben, so dass die Eltern zu ihrem Selbstschutz eine gewisse psychische Distanz wahren mussten. Die Tatsache, dass ein Säugling die ersten ein, zwei Lebensjahre mit hoher Wahrscheinlichkeit nicht überleben würde, mag auch erklären, weshalb die Eltern beim Tod eines ihrer Kinder wenig Trauer zeigten: Er war ein durchaus „normales" Ereignis – nach dem Motto „Gott hat`s gegeben, Gott hat`s genommen. Zudem konnte damit gerechnet werden, dass bald ein anderes Kind an die Stelle des Gestorbenen treten würde, da Methoden der Empfängnisverhütung nahezu unbekannt waren bzw. nicht hundertprozentig funktionierten.

Hilfe bei Gott, Heiligen und Amuletten

Auch die Sterblichkeit der Mütter spielte eine ganz andere Rolle als heute. Viele starben bereits im Kindbett. Es ist nicht belegt, wie viele Frauen bei der Entbindung oder unmittelbar danach starben, doch die Zahl der Todesfälle war zweifellos sehr hoch. Jede Geburt war für Frau damals ein großes Risiko. Eine medizinische

Schwangerschaftsvorsorge wie heute gab es noch nicht, und die Kenntnisse der weisen Frauen und Nachbarinnen, die bei der Geburt anwesend waren, erreichten schnell Grenzen, wenn ein Kind sich z. B. in Querlage befand oder plötzlich schwere Blutungen auftraten.

In Anbetracht der hohen Sterblichkeitsziffer und der beschränkten medizinischen Mittel verwundert es nicht, dass gebärende Frauen, Hebammen, Ehemänner und Verwandte in der Geburtsstunde Gott um Hilfe baten. Sie beteten oder legten das Gelübde ab, zum Schrein einer oder eines Heiligen zu pilgern und der Kirche, in der diese begraben waren, Opfergaben darzubringen. Auch der Glaube an die Wirksamkeit von Zaubermitteln und Beschwörungsformeln war weit verbreitet. Besorgte Schwangere pilgerten oft vor der Niederkunft zum Schrein eines Schutzheiligen oder ließen sich mit geweihtem Öl salben. Einige Heilige – so der heilige Antonius von Padua, die heilige Margarete und die heilige Dorothea galten als Schutzpatrone der Schwangeren, und Hebammen ermutigten Frauen, die in den Wehen lagen, diese Heiligen oder die Mutter Gottes um Hilfe bei der Entbindung zu bitten.

Besonders beliebte Talismane waren Geburtsgürtel und Edelsteine. Geburtsgürtel wurden schon in vorchristlicher Zeit verwendet. Sie wurden innerhalb der Familie von einer Generation auf die andere vererbt. Christen waren einhellig der Meinung, dass ein während der Wehen am Oberschenkel einer Frau befestigter Aetit (Adlerstein) den Fötus herausziehe. Bei den Adlersteinen handelte es sich um hohle Steine mit abgelösten Stücken im Inneren, die man klappern hören konnte. Amulette und Beschwörungsformeln wie „O Kind, ob lebend oder tot, komm heraus, denn Christus ruft dich ans Licht!" wurden im Mittelalter oft gesprochen und waren bis ins 19. Jahrhundert üblich. Schwangerschaft und Geburt waren bis ins späte Mittelalter von kultischen Bräuchen begleitet.

Reine Frauensache

Die Niederkunft fand im eigenen Hause statt, zugegen war neben den Nachbarinnen und Freundinnen eine Hebamme oder eine Helferin. Männer hatten hier gar nichts zu suchen. Konnte einem Mann die Teilnahme an einer Geburt nachgewiesen werden, drohten strenge Strafen, so wurde zum Beispiel ein Mann in Hamburg hingerichtet, weil er sich als Hebamme verkleidet hatte. Die weisen Frauen standen

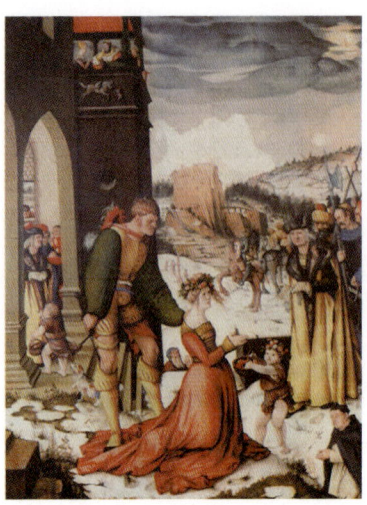

Die heilige Dorothea wurde der Legende nach von Kaiser Diokletian enthauptet

den werdenden Müttern in dieser schweren Situation sehr nahe, und sie waren wie kaum eine andere in die Volksreligion und das Brauchtum eingebunden. Sie galten als umfangreiche Heilerinnen und „Frauenärztinnen", die sich ihr Wissen durch Begabung, die Lehre von älteren Frauen und eigener praktischer Erfahrung erworben hatten. Geburtshilfe war damals kein Bestandteil der Ausbildung von Ärzten, dafür waren allein die Hebammen oder älteren, weisen Frauen verantwortlich.

Die mittelalterlichen Gelehrten waren der Meinung, dass die Geburt Sache der Frauen sei und deshalb nur ganz allgemein behandelt werden sollte. So schrieb z.B. ein Schriftsteller des Mittelalters, nachdem er die Schwierigkeiten bei der Geburt von Zwillingen und Drillingen nur kurz erwähnte, „da dieser Gegenstand die Aufmerksamkeit der Frauen erfordert, hat es keinen Sinn, ihn ausführlich zu erörtern". Ein anderer betonte: „Dies ist das Geschick der Frauen, der Mutter die Niederkunft so leicht wie möglich zu machen." Albertus Magnus (1200–1280) dagegen befasste sich intensiv mit der Geburtshilfe. Er hielt es für notwendig, Hebammen auszubilden, und schätzte ihr Geschick und medizinisches Wissen.

Gegen Ende des 15. Jahrhunderts und in der ersten Hälfte des 16. Jahrhunderts wurden in vielen Städten mit Hilfe neuer Hebammenordnungen Aufgaben, Rechte und Arbeitsweise der Geburtshelferinnen und Heilerinnen reglementiert und eingeschränkt. Die schon früh angestrebte Regulierung des Hebammenwesens war bis ins 18. Jahrhundert fast ausschließlich in den Städten erfolgreich. Bis dahin frei praktizierende Hebammen bekamen plötzlich Vorgesetzte in Form von Ärzten und Chirurgen, so genannte Hebammenmeister, die gern abwertend über die Geburtshelferinnen urteilten. Sie seien „Bauersweiber", „unerfahren und unwissend." Das hatte wohl mehrere Ursachen: Da es in den Städten verhältnismäßig mehr Hebammen gab, war dort die Bereitschaft sicherlich größer, sich unterrichten und prüfen zu lassen, zum anderen waren die Verdienstmöglichkeiten in den Städten besser, da Hebammen städtische Angestellte waren, die ein festes Gehalt bezogen. Außerdem gab es zusätzlich die Möglichkeit, vor Gericht als Sachverständige aufzutreten. Die Hebammen waren in den Städten zunftähnlich organisiert, kontrolliert wurden sie bis zum 17. Jahrhundert durch den Rat der „ehrbaren Frauen", der sich aus Patrizierinnen zusammensetzte. Im 17. Jahrhundert wurde diese Aufgabe dann von den Medizinalbehörden oder Stadtärzten übernommen. Obwohl eine zunehmende Reglementierung und Kontrolle der Hebammen stattfand, blieb der Beruf einer städtischen Hebamme attraktiv. In manchen Orten gab es regelrecht Wartelisten von Hebammen, die auf ihre Vereidigung hofften. Auf dem Land sah die Situation anders aus. Die Bereitschaft, sich vereidigen zu lassen, war äußerst gering. Da die Versorgung durch Hebammen auf dem Land sehr viel schlechter war als in städtischen Gebieten, konnten die Geburtshelferinnen mit

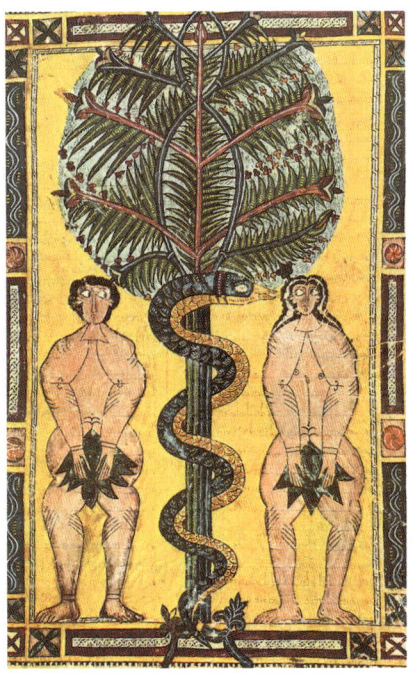

Die Kirche gab Frauen die Schuld an der Vertreibung aus dem Paradies

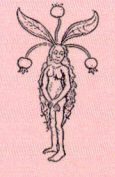

Wachsendes Misstrauen

Die wachsende Selbständigkeit der Frauen, insbesondere der heilenden Frauen, steigerte das Misstrauen und die Feindseligkeit der Männer. Brutalitäten und Unterdrückung waren für den Großteil der Frauen grausame Realität. Vergewaltigungen waren so häufig, dass sich die Obrigkeit mancherorts zur drakonischen Bestrafung der Täter entschloss. Aufbauend auf der kirchlichen Auffassung von der Sündhaftigkeit der Frau, ließ man keine Argumentation aus, die den Charakter der Frau an sich in Zweifel zog. Abtreibung, Zauberei und Prostitution waren typische „Frauendelikte" und galten als Rechtfertigung, Frauen allgemein schlecht zu behandeln. Die sieben Todsünden wurden mit Frauengestalten abgebildet. Der Weg von der Verteufelung der Frau führte bis zur Hexenverfolgung.

der Drohung des Rücktritts einer Examinierung leicht entgehen. Auch die Gemeinden selbst hatten oft wenig Interesse daran, die Hebammen unterrichten zu lassen, da die Kosten hierfür von den Gemeinden getragen werden sollten. Auch die Ansprüche an eine Hebamme dürften auf dem Land andere gewesen sein als in den Städten. Der Volksglaube hatte hier sicherlich noch größeren Einfluss und die Qualifikation einer Hebamme wurde sehr viel stärker an ihrer sozial kulturellen Fertigkeit gemessen denn an ihrem technisch- medizinischem Vermögen.

Vertrauen in die Weh- und Hebemütter

Gottesfürchtig, sittsam, zuverlässig und vor allem schweigsam sollte eine Hebamme sein. So wünschte es sich nicht nur die Kirche, sondern auch die weltliche Obrigkeit. Hebammen, auch Weh- oder Hebemutter genannt, galten in Stadt und Land als Vertrauenspersonen. Ihnen gegenüber öffneten Frauen ihr Herz, wenn sie Sorgen und Nöte hatten, wenn sie Hilfe benötigten, um z. B. nach einer Vergewaltigung ein Kind abzutreiben. Nichts von dem, was schwangere und gebärende Frauen der Geburtshelferin erzählten, und nichts von dem, was während und nach der Geburt des Kindes unter den Frauen geredet wurde, verließ das Haus. Hebammen wussten zu schweigen. Nur diejenigen Frauen, die sich dieses unumstößliche Vertrauen erwarben, wurden als Hebamme gewählt bzw. wieder gewählt. Das einzige

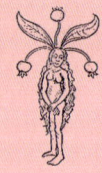

Kinds- und Weiberzeche

Unmittelbar nach der Geburt wurde die „Kinds- bzw. Weiberzeche" mit Brot, Käse, Wein und einer Suppe für die Wöchnerin abgehalten, ein Fest, bei dem nur verheiratete Frauen anwesend sein durften. Bei diesen Festen wurde nicht nur die Geburt gefeiert, es wurde auch die jüngste, verheiratete, aber noch kinderlose Frau in die Gemeinschaft eingeführt, sie sollte hierbei mit verschiedenen Fruchtbarkeitssymbolen auf ihre Mutterrolle vorbereitet werden. Die Zeche war mit Gesang und Tänzen verbunden, die böse Mächte und Unglück in der Zeit von Schwangerschaft und Geburt vertreiben sollten. Oft wurde während dieser Feierlichkeiten kräftig dem Alkohol zugesprochen und die Obrigkeit fühlte sich gezwungen, einzuschreiten. Nicht so bei den Männern, die die Geburt des Kindes zünftig in der Kneipe feierten.

Gebiet, auf dem die Frauen vor dem 20. Jahrhundert ein Wahlrecht besaßen, war die Hebammenwahl der gebärfähigen Frauen. Auch dieses Recht wurde im Spätmittelalter systematisch beschnitten – zum „Wohl der Frauen" – so versuchte man es ihnen jedenfalls zu verkaufen. Oft wehrten sich Frauen vehement dagegen und Tumulte brachten manchmal auch Erfolg. Nach der Wahl durch die gebärfähigen Frauen wurde die zukünftige Hebamme vom Pfarrer bzw. vom Schultheiß vereidigt. Sie erhielt Geld und Naturalien für ihre Tätigkeit, in einigen Städten genossen Hebammen Steuerfreiheit oder andere Privilegien. Hebammen

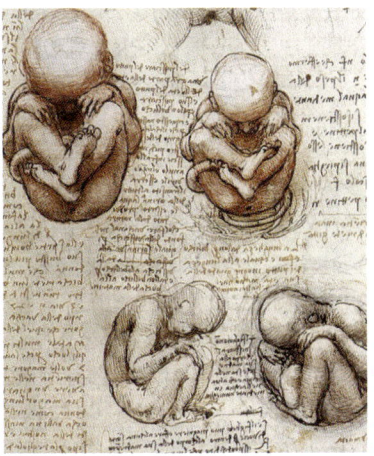

Fötus – Zeichnung von Leonardo da Vinci

wurden von der Obrigkeit zwar angehalten, der Gebärenden den Namen des Kindsvaters abzupressen, wenn sie diesen vorher noch nicht genannt hatte. Inwieweit das tatsächlich umgesetzt wurde, ist zweifelhaft. Denn kaum eine Frau hätte ihrer Hebamme vertraut, wenn diese als verlängerter Arm der weltlichen oder kirchlichen Gewalt agiert hätte. Man kann davon ausgehen, dass die gewählten Hebammen mit den Gebärenden zusammenarbeiteten. Die Kirche verpflichtete die Hebamme zu Beginn des 14. Jahrhunderts zur Spende der Nottaufe, starb ein Säugling während oder unmittelbar nach der Geburt. Sie war es auch, die das so genannte Kindbettkind herrichtete und zu Grabe trug – in der Regel in den frühen Morgen- und Abendstunden und ohne Beistand eines Geistlichen.

Das Wissen der Hebammen

Die mittelalterliche Medizin vertraute fest auf die Koryphäen der Antike, auch was das Thema Gynäkologie anbetraf. Viel über die Geburtshilfe erfuhren Hebammen aus den Lehrbüchern allerdings nicht – wenn sie denn überhaupt lesen konnten. Das Werk der Ärztin Trotula, lange Zeit das Standardwerk der Frauenheilkunde, enthält zwar längere Passagen über unregelmäßige Menstruation, Unfruchtbarkeit, Schwangerschaftssymptome, schwere Geburten, Unterleibsleiden nach der Geburt und Anweisungen zur Säuglingspflege, aber nur wenige Anweisungen zur Geburtshilfe. Ein mittelalterliches Lehrbuch aus Männerhand begnügte sich mit der „klugen" Feststellung, dass bei einer normalen Geburt, wenn der Kopf des Kindes zuerst zum Vorschein kommt, nicht nachgeholfen werden müsse. Wenn das Kind sich dagegen in einer anderen Lage befinde, müsse die Hebamme versuchen, es im Mutterleib zu drehen. Vagina und Muttermund sollten eingeölt werden, um die Geburt zu beschleunigen.

Ein anderes Buch beschränkte sich auf den Rat, die Mutter solle zum Niesen gebracht werden und ihr das Heilkraut Ackermenning um den Oberschenkel gebunden werden, damit die Niederkunft schneller vonstatten geht. Vom Spätmittelalter an erschien in verschiedenen Volkssprachen eine Reihe von Werken über Frauenleiden und Geburtshilfe, die ausführlicher auf die Geburt eingingen. In einem Werk etwa wurden 16 mögliche Komplikationen und Kindslagen erwähnt, so etwa ein zu großer Kopf in Vorderhauptslage, der nicht durch den Geburtskanal geht, Beginn der Austreibung, bevor der Muttermund vollständig erweitert ist, Querlage, Steißlage und vieles mehr. Neben Anweisung zur Drehung des Kindes in die richtige Lage und zum Einölen von Vagina und Muttermund enthielt das Buch Rezepte für in Kräuterextrakte getränkte Umschläge, für Kräuterdampfbäder für den Unterleib sowie den Hinweis für die Hebamme, den Muttermund zu dehnen, wenn

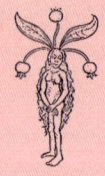

Das Baby herausziehen

Ein Ausschnitt aus einem Buch für Hebammen von Jane Sharp aus dem 17. Jahrhundert erklärte genauer, wie die Hebammen das tote Kind mit einem Haken herausholen sollte. „Befestigt den Haken an einem Auge oder unter dem Kinn, am Gaumen oder einer Schulter. Kommt ein Arm heraus, so könnt Ihr ihn schlecht wieder zurückschieben, dafür ist der Durchgang zu eng. (...) Schneidet ihn deshalb mit einem scharfen Messer vom Leib. Macht es genauso, wenn beide Hände zugleich erscheinen, oder ein Bein oder beides, falls Ihr sie nicht zurückstecken oder zusammen mit dem Leibe herausholen könnt. So wie Ihr die Arme von den Schultern schneidet, so müsst Ihr auch die Beine von den Hüften schneiden. (...) Sind einige Teile vom Leib geschnitten, dreht den Rest, damit er umso besser herauskommt."
Solch drastische Maßnahmen waren notwendig, um wenigstens die Mutter am Leben zu halten, und selbst das war ob solch eines Eingriffs nicht sicher.

der Kopf des Kindes zu groß sei. Als Anhaltspunkt dafür, dass der Fötus im Mutterleib gestorben sei, wurden aufgezählt: fehlende Bewegung im Uterus, eingefallene Augen, Gefühllosigkeit in den Lippen und im ganzen Gesicht.

Zur Austreibung des toten Fötus empfahlen die Autoren die Einleitung von Dämpfen oder Flüssigkeit in die Gebärmutter, Kräuterbäder und den einen oder anderen Heiltrank. War keines dieser Mittel wirksam, so musste die Hebamme den toten Fötus – ganz oder zerstückelt – unter Zuhilfenahme eines Spiegels mit einem Haken aus der Gebärmutter ziehen. Starb die Mutter und der Fötus war am Leben, musste die Hebamme Bauch und Gebärmutter mit einem Rasiermesser aufschneiden und das lebende Kind herausholen. Hatte sie nicht den Mut, sollte sie einen Mann zur Hilfe holen.

Der Frankfurter Stadtarzt Eucharius Rösslin gab 1513 mit dem „Rosengarten" ein erstes umfassendes Werk zur Geburtshilfe in deutscher Sprache heraus, das nahezu 100 Auflagen erlebte. Auf der Grundlage antiker Texte, vor allem der Werke des Epheser Arztes Soranos (um 100 n. Chr.) verfasst, ging es weit über diätetische Vorschriften für werdende Mütter hinaus, indem es Beschreibungen von Kindsstellungen im Uterus mit Anweisungen darüber verband, wie das Kind im Falle von abnormen Lagen oder Geburtsschwierigkeiten zu wenden sei und welche Instrumente zu verwenden seien. Doch auch Hebammen selbst begannen im 16. Jahrhundert Lehrbücher zu verfassen, die Rezepte zur Eigenherstellung von Medikamenten enthielten.

Setzten die Wehen spontan ein, wussten Hebammen, was zu tun war, doch sobald eine Komplikation auftrat, standen ihnen nur wenig Mittel zur Verfügung. Manchmal gelang es, das Kind in die normale Geburtslage zu bringen, aber die Hebamme ging dabei immer das Risiko ein, das Kind in eine noch schlechtere Lage zu bewegen oder durch Verletzungen zu töten. Im Falle eines manuellen Eingriffs waren die Blutungsgefahr und das Infektionsrisiko für die Mutter sehr hoch, vor allem, wenn ein Haken benutzt wurde, um das tote Kind herauszuholen. Der Kaiserschnitt wurde offenbar nur durchgeführt, wenn die Mutter bei der Entbindung starb. Aus dem Jahre 1264 ist der Fall bekannt, dass eine Gebärende im Sterben lag und deshalb von der Hebamme mit einem scharfen Messer an der linken unteren Körperhälfte geöffnet wurde. Aus ihrem Bauch zog sie einen gesunden Jungen hervor. Anschließend umwickelte sie den Leib der Frau mit Binden und legten ihn auf eine Bahre zur Beerdigung. Die Wunde hatte sich jedoch wieder geschlossen, und die Frau erwachte noch rechtzeitig, bevor sie verscharrt wurde.

Wenn Kinder unerwünscht waren ...

Gebären war im Mittelalter eng mit dem Marienkult verbunden. Die Darstellung der Jungfrau Maria in ihrer mütterlichen Liebe und Fürsorge zum „Jesuskind" war vermutlich den meisten mittelalterlichen Menschen bekannt. Die religiöse Ikonographie spiegelte im engen Sinn die idealtypische Vorstellung der Mutterschaft wider. Sie hatte nichts mit der Wirklichkeit der Menschen zu tun: Frauen, die zum Teil bis zu 20 Geburten in ihrem Leben durchmachten, von denen vielleicht fünf Kinder das Erwachsenenalter erreichten, wie sollten sie neben der harten Wirklichkeit des mittelalterlichen Alltags in Mutterliebe aufgehen? Die Realität sah anders aus, auch wenn die Kirche dies unter Strafe stellte.

Während des ganzen Mittelalters und bis ins 18. Jahrhundert hinein war die übliche Form der nachträglichen Geburtenregulierung die indirekte Kindstötung durch Vernachlässigung, die mehr oder weniger bewusst vorgenommen wurde. Wenn Frauen ihrem Säugling nicht gleich nach der Geburt die Brust gaben oder ihn zu früh abstillten, war er einer erhöhten Infektionsgefahr ausgesetzt und die Wahrscheinlichkeit groß, dass ein solches Kind nicht sein erstes Jahr überleben würde. Dies war den Frauen durchaus bekannt. Manchmal konnten sie nicht mehr stillen, weil sie bei der harten Arbeit und den oft schlechten Ernährungsbedingungen keine Milch mehr hatten; in diesen Zeiten stieg auch die Zahl der Früh- und Fehlgeburten (eine nachträgliche Fruchtbarkeitsregulierung der Natur). Aber dieses Mittel wurde nicht selten auch dann eingesetzt, wenn bereits vier oder fünf lebende Kinder am Tisch saßen. Die Wahrscheinlichkeit des Überlebens für Spätgeborene in längeren Geschwisterfolgen war sehr viel geringer als für die früher Geborenen.

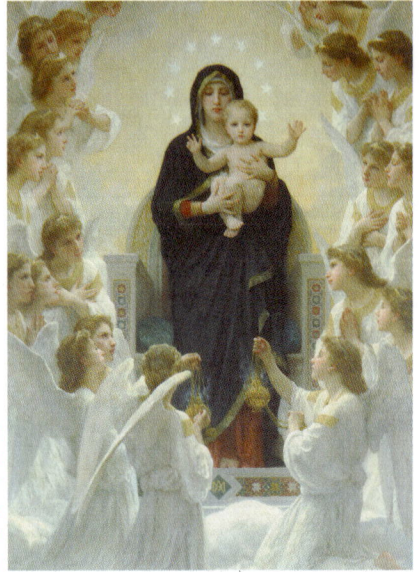

Die Geburt war im Mittelalter mit dem Marienkult verbunden

Der Tod im Säuglingsalter war eine von der Gemeinschaft akzeptierte, von den Eltern in stillschweigendem Einverständnis vollzogene Form der nachträglichen Geburtenregelung. Der Säugling wurde nicht mehr getötet oder ausgesetzt, aber sein Tod wurde gewissermaßen billigend in Kauf genommen. Es kam aber auch vor, dass ein Elternteil sein Kind umbrachte, da er es nicht ernähren konnte. Kindstötungen wurden hart geahndet. 1516 erließen die Bambergische Halsgerichtsordnung und die Gerichtsordnung Kaiser Karls V. neue Vorschriften, die als übliche Strafe für Kindsmörder Pfählen, lebendiges Begraben oder Auseinanderreißen des Körpers mit glühenden Zangen vorsahen. Sie sollten als Abschreckung dienen.

Im Mittelalter wie auch noch heute ist die Haltung der Kirche gegenüber Verhütung und Abtreibung ganz eindeutig ablehnend. Bis in die heutige Zeit hinein stützt die katholische Kirche ihre Begründung gegen die Anwendung der abortiven Praktiken auf Thomas von Aquins (1225–1275) Theorie der Beseelung des Menschen. Aber auch vor Thomas von Aquin hat es schon kirchliche Theoretiker gegeben, die Verhütung und Abtreibung als Kindstötung verurteilt haben.

„Engelmacherinnen“: Das Know-how der Hebammen

Abtreibungsmethoden waren im Mittelalter und in der frühen Neuzeit kein Novum, sie haben sich zum Teil aus dem Wissen der antiken Heilerinnen erhalten. Sehr viel Erfahrungswissen sammelte sich bei den Hebammen an, die nicht nur für die eigentliche Entbindung zuständig waren, sondern auch als Helferinnen bei Unfruchtbarkeit, bei der Zubereitung von Liebestränken und bei der Abtreibung viel gefragt waren. Sie kannten eine Reihe von Kräuterextrakten und -absuden, die im frühen Stadium von Schwangerschaften Kontraktionen der Gebärmutter und Fruchtabgänge auslösten: Mutterkorn, Gartenraute, Reinfarnöl, Petersilienöl, Wacholder und Sadebaum. Letzteres, auch Mägdebaum genannt, war wohl das bekannteste Abtreibungsmittel im Mittelalter. Heilkundige Frauen, die als Hebamme arbeiteten, wussten es gezielt einzusetzen. Bei oraler Einnahme bewirkte Sade Kontraktionen der Gebärmutter, die den Fötus austreiben konnten. Auch Sitzbäder und Spülungen, etwa mit Senfpulver hatten eine ähnliche Wirkung.

Halfen diese Mittel nicht, versuchten die Frauen auf Rat ihrer Hebammen, der Gebärmutter von außen Erschütterungen beizubringen, durch Schleppen schwerer Lasten, durch das Springen von Stühlen, Tischen und Heuböden. Manche Hebammen beherrschten Massagetechniken, die zu einer Ablösung des Embryos führten; sie waren allerdings sehr schmerzhaft und konnten bei stümperhafter Anwendung zu lebensgefährlichen Bauchhöhlenverletzungen und Blutungen führen. Das Herumstochern mit mechanischen Instrumenten in der Vagina, um den

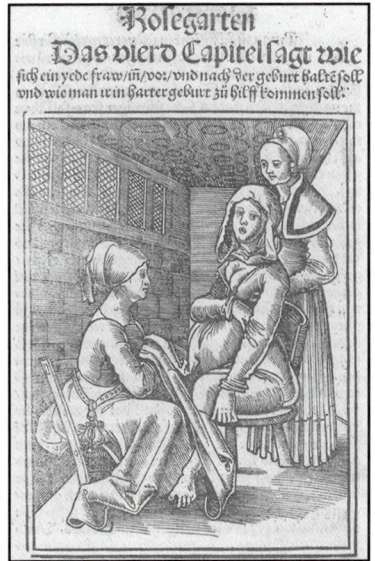

Das Wissen um die Geburt war Frauensache

Gebärmuttermund zu reizen und zu öffnen, war eine ebenfalls bekannte, aber nicht sonderlich beliebte Methode – sie wurde, wie andere lebensgefährliche Mittel, im Laufe des 19. Jahrhunderts üblicher, als das Verhütungs- und Abtreibungswissen der Frauen insgesamt einen sehr niedrigen Stand erreicht hatte.

Das Verabreichen so genannter Abortiva bedeutete für die Kräuterfrau oder Hebamme einen willkommenen Zuverdienst, war aber auch mit vielen Gefahren verbunden. Häufig traten schwere Blutungen auf und die Schwangere starb. Manchmal lanndete die verabreichende Frau auch am Galgen, in der Regel endeten diese Fälle jedoch weniger spektakulär. Das und das Verbot der Kirche, Kinder abzutreiben, hielt weder die Schwangeren noch die Hebammen davon ab, ungewollte Schwangerschaften zu beenden. Die vielen Kräuterbücher, die nach der Erfindung des Buchdrucks allenthalben zu erwerben waren, führten die Frauen sogar manchmal erst auf die richtige Fährte. Das Kräuterbuch von Leonhart Fuchs (1501–1566) zählte eine Reihe von Abortiva auf, zugleich warnte er davor, diese anzuwenden, schrieb dann aber quasi als Gebrauchsanweisung: „Doch sollen sich die Weiber für diese Wurzel hüten, dann sie verhindert die Empfengnuss und tödtet die Frucht im Leib".

Die Last mit der Lust: Empfängnisverhütung

Der katholischen Kirche kamen heilkundige Frauen und Hebammen, die ihre Geschlechtsgenossinnen mit ihrem Wissen über Empfängnisverhütung und Schwangerschaftsabbrüche vor ununterbrochenen Schwangerschaften und beinahe jährlichem Kindersegen schützten, mehr als ungelegen. Je mehr Kinder, desto besser – war ihre Meinung, denn schließlich war sie einer der größten Landbesitzer und benötigte Arbeitskräfte. Die waren allerdings nach den Pestepidemien knapp geworden. Wie die Familien die Mäuler stopfen und die Frauen körperlich trotz schwerer Arbeit damit fertig werden sollten, verrieten die Kirchentheoretiker allerdings nicht. Dagegen verbreitete sie die Auffassung, dass der im Mittelalter viel praktizierte Coitus interruptus eine größere Sünde sei als der Verkehr mit der eigenen Mutter. Nach damaliger Auffassung saß im Sperma des Mannes bereits der fertige Embryo, während der Mutterschoß nur als Nährboden und Treibhaus für den männlichen Samen fungierte (Homunculus-Theorie). Empfängnisverhütung war also ein bußfertiges Vergehen.

Empfängnisverhütende Methoden waren im Mittelalter trotz kirchlicher Ermahnungen gang und gäbe. Das Verstopfen des Muttermundes mit Materialien wie fein gehacktem Gras, Tang oder Steinen führte zu einer wirksamen Verhütung. Ebenso gab es Pessare aus Holz oder Leder. Das Tragen von magischen Amuletten und das Aufsagen von Zaubersprüchen gehörten zudem zum Repertoire, da Magie und Aberglaube eine große Rolle spielten. Smaragde und andere Edelsteine sollten den Sexualtrieb des Mannes zügeln. Um die Lust zu dämpfen, sollten diese sich Blätter des schwarzen und des weißen Bilsenkrauts auf die Hoden legen. Es enthält betäubende Substanzen, die zu lokalen Vergiftungserscheinungen führen und die Sexualfunktion oder die Samenbildung beeinträchtigen. Körperliche Übungen und bestimmte Stellungen beim Geschlechtsverkehr sollten der Verhütung und Abtreibung dienen, z. B. das Tragen schwerer Lasten. Empfohlen wurde der Frau, im Moment der Ejakulation ihren Körper zurückzuziehen, so dass der Samen nicht eindringen könne. Anschließend sollte sie sich mit angezogenen Knien hinsetzen und siebenmal kräftig niesen. Das Ritual führte zur Ausscheidung der Samenflüssigkeit.

Auf pflanzliche oder tierische Mittel konnte die Medizin des Mittelalters nicht verzichten. Man nahm die Substanzen oral ein, aber auch äußerlich angewandt sollten sie Erfolg versprechen. Oft wurden die Tränke und Salben jedoch in Verbin-

„Männerschutz"

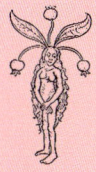

Um 1550 beschrieb der italienische Arzt Gabriele Falloppio einen „Männerschutz": „Vor jedem Beischlaf muss der Mann seine Genitalien gut waschen. Danach muss er ein Stückchen Leinen über seine Eichel tun und die Vorhaut darüber ziehen, damit das Tüchlein gut fest liegt. Dann wird das Läppchen mit Speichel oder einer Lotion nass gemacht." Eigentlich sollte es die Benutzer vor einer Syphilis-Infektion bewahren. Dass mit dem Leinenstückchen quasi nebenbei auch eine Schwangerschaft verhütet werden konnte, machte Falloppio zum Neuerfinder des Kondoms.

dung mit Magie verwandt. Avicenna empfahl folgendes Rezept in seinem „Canon Avicennae": Aus einer frischen Alraunwurzel, Kohlblättern, Kohlsamen und Skammoniablättern sollte die Frau zusammen mit Zedernöl ein Kügelchen formen und als Pessar in die Scheide einführen, während der Mann seinen Penis mit Bleiweiß und Zedernöl einreiben sollte. Die Frau musste außerdem in eineinhalb Liter Wasser aufgelöstes Basilikum trinken. Nach dem Verkehr sollte sie dann ein weiteres Pessar aus Blättern der Trauerweide, die in dem Saft der Trauerweide getränkt waren, in die Vagina einführen. Dieses Prozedere klingt sehr umständlich, und die Methode versprach mehr Hoffnung als Garantie auf Erfolg.

Das große Übel Unfruchtbarkeit

Auch Unfruchtbarkeit war im Mittelalter kein seltenes Phänomen. In der arbeitenden Bevölkerung litten die Frauen infolge schlechter Ernährung oder schwerer Arbeit häufig daran. Für Störungen der Fruchtbarkeit wurde über Zauberriten, Wallfahrten, Badekuren, Kräuter und Medikamente vieles eingesetzt, in der Hoffnung, dass eine Schwangerschaft eintrete.

Die Unfruchtbarkeit der Ehefrau war im Mittelalter ein häufiger Scheidungsgrund. Theologie und Volksglaube hielten Unfruchtbarkeit für ein Versagen der Frau. Eine Frau, die weder ins Kloster ging noch Kinder zur Welt brachte, hatte in ihrer Hauptaufgabe versagt, die die Natur ihr nach Gottes Willen zugewiesen hatte. Wurden einem Paar keine Kinder geboren, sah man darin im Spätmittelalter sogar eine Folge von Hexerei. Papst Innozenz VIII.: „... dass sehr viele Personen beiderlei Geschlechts, ihr eigenes Seelenheil vergessend und vom rechten Glauben abweichend, mit männlichen und weiblichen Dämonen Missbrauch zu treiben und durch ihre Zaubereien, Gesänge und Verschwörungen und andere gräuliche oder abergläubische Handlungen und Weissagungen, Übertretungen, Verbrechen und Delikte zu bewirken und zu verursachen, dass die Geburten der Frauen, das Werfen der Tiere, die Früchte der Bäume sowie Menschen, Frauen, Zug und Lasttiere, Vieh und andere Tiere verschiedener Arten, auch Weinstöcke, Obstbäume, Wiesen, Weiden, Getreide, Korn und andere Nutzpflanzen der Erde zugrunde gehen, erstickt und ausgelöscht werden und dass sie dieselben Männer, Frauen, Zug- und Lasttiere, Vieh und Tiere durch grässliche sowohl innere als auch äußere Schmerzen und Plagen zu belästigen und zu quälen und dass sie verhindern, dass dieselben Männer nicht zeugen und die Frauen nicht empfangen und die Männer den Frauen und die Frauen den Männern nicht die ehelichen Pflichten leisten können".

Die Hebammenarbeit ging weiter

War die Entbindung gut verlaufen, Mutter und Kind wohlauf, war die Arbeit einer Geburtshelferin noch nicht zu Ende. Sie kümmerte sich nicht nur um die Mutter, sondern auch um das Neugeborene, indem sie dessen Nabelschnur abtrennte und unterband. Das Kind wurde anschließend gebadet und mit Salz und manchmal mit zerstoßenen Rosenblättern oder Honig abgerieben, um seinen Körper vom Schleim zu befreien. Die Hebamme strich ihm auch mit dem Finger Honig auf Gaumen und Zahnfleisch, um die Innenseite des Mundes zu reinigen und den Appetit des Säuglings anzuregen.

In den darauf folgenden zwei Wochen besuchte die Geburtshelferin Mutter und Neugeborenes täglich, um nach dem Rechten zu schauen. Zu früh geborene Kinder hüllten die Hebammen solange in das Fett eines neu geborenen Schweins, bis die Kleinen ihre Körpertemperatur selbst halten konnten.

Die Vorschläge, die Ärzte wie zum Beispiel Arnald von Villanova oder Bartholomäus Melthinger im Mittelalter in ihren Schriften bezüglich Säuglingspflege erteilten, muten erstaunlich modern an. So empfahlen sie, den Säugling unmittelbar nach seiner Geburt in lauwarmem Wasser zu baden, einerseits mit dem Ziel, ihn zu reinigen, andererseits, um den Schock abzumildern, den er vom Übergang vom Mutterleib in die Außenwelt erlitten hätte, der durch die kalte Luft hervorgerufen worden wäre.

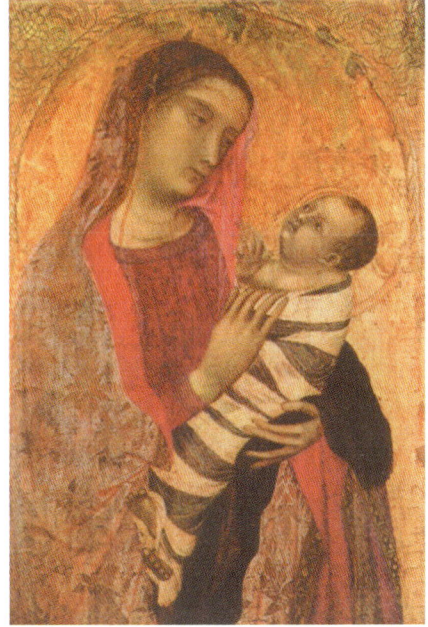

Madonna von Ambrogio Lorenzetti mit gepucktem Jesuskind

Ebenso sollte eine Reizüberflutung, vor allem von blendendem Licht, vermieden werden. Das erwies sich nicht als allzu schwierig, da die Beleuchtung im Mittelalter ohnehin meist sehr spärlich war. Warme Bäder wurden auch im weiteren Verlauf der Kindheit gern gesehen, wobei besonders zu beachten war, dass das Badewasser der Mädchen etwas wärmer sein sollte als das der Knaben.

101

In allen Handbüchern wurde empfohlen, die Windeln sofort zu wechseln, wenn sie schmutzig wären. Meist hatten die Säuglinge jedoch nicht nur Windeln an, sondern der ganze Körper war mit Binden umwickelt, so dass nur der Kopf herausschaute. Auf diese Weise sollte ihnen der Übergang vom Mutterleib in die Außenwelt erleichtert werden, denn „Ganzkörperwindeln" schützten vor Kälte und Verletzungen und sollten ein harmonisches Wachstum ermöglichen. Solcherart „gepuckte" Säuglinge erinnerten an Mumien oder kleine Larven. Die besonders enge Wickeltechnik setzte dem Neugeborenen Grenzen für die Bewegung seiner Arme und Beine. Damit sollte ihm geholfen werden, ein Gefühl für den eigenen Körper zu entwickeln.

Die Hebammen verstanden sich perfekt auf diese komplizierte Wickeltechnik, die leider in vielen Fällen dazu führte, dass Säuglinge unter wunden Stellen und Entzündungen litten, da die Windeln nicht regelmäßig gewechselt wurden und die Kleinen stundenlang in ihren Exkrementen lagen.

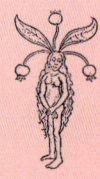

Ammen

Zwei Jahre lang wurden Kinder im Mittelalter in der Regel gestillt. Noch während der Stillzeit gab man den Säuglingen zusätzlich Wasser und Honigwasser, in nördlichen Ländern sogar Bier zu trinken. Während Bauers- und Handwerkerfrauen ihre Kinder gewöhnlich selbst stillten, war es bei Frauen der Oberschicht üblich, eine Amme zu beschäftigen. Weiters benötigte man im Fall des Todes der Mutter nach der Niederkunft den Dienst einer Amme und auch dann, wenn die Mutter zuwenig oder keine Milch hatte. Die Tätigkeit als Amme stellte für viele Frauen einen willkommenen Nebenerlös oder sogar einen richtigen Beruf dar. Bei der Auswahl einer Amme galt allgemein die Regel, sie solle gesund und sauber sein, einen frischen Teint und üppigen Busen haben und dürfe während der Stillzeit keine scharf gewürzten oder sauren Speisen, wie zum Beispiel Zwiebeln, Kohl oder Lauch zu sich nehmen. Ebenso hielt man es für ratsam, dass die Amme sich während der Stillzeit jeglichen Geschlechtsverkehrs enthielt. Kinder, die von einer Amme im eigenem Elternhaus betreut wurden, waren privilegiert. Diese stillte schließlich nur dieses eine Kind, das, ebenso wie die Amme selbst, gut genährt wurde.

Mit Rang und Namen

Die vielen ungelernten weisen Frauen und Hebammen, die bis ins 14. Jahrhundert den Frauen mit Rat und Tat zur Seite standen, sind namentlich nicht überliefert. Und auch von den ausgebildeten Geburthelferinnen des Spätmittelalters ist nicht allzu viel bekannt. Männer sahen keinen Grund darin, über die Frauenarbeit der Hebammen zu schreiben, und die Frauen selbst waren des Schreibens und Lesens kaum mächtig. Zuwenig also, um selbst etwas zu hinterlassen. Ihre Spuren sind verloren gegangen. Leider. Nur einige wenige gebildete Hebammen schafften es zu Beginn der Neuzeit, sich einen Namen zu machen, z. B. Marie-Louise Bourgeois (1563–1636). Zu ihrem Ruhm trug vor allem das von ihr verfasste Hebammenbuch bei, das 1608 in französischer und 1626 in deutscher Sprache auf den Markt kam. Zahlreiche Ärzte bestätigten ihr nach der Lektüre dieses Werkes brieflich, sie hätten daraus großen Nutzen gezogen. Bis dahin gab es keine Trennung von praktischem und theoretischem Wissen. Die Weitergabe des traditionellen Hebammenwissens erfolgte durch mündliche Überlieferung. Die Hebammen suchten sich Assistentinnen, denen sie ihr Wissen bei der Betreuung der Frauen weitergaben und sie so auf die Übernahme ihrer geburtshilflichen Praxis vorbereiteten. Zwar erschienen bereits im 16. Jahrhundert Hebammenbücher, jedoch wurden diese von den Hebammen kaum beachtet.

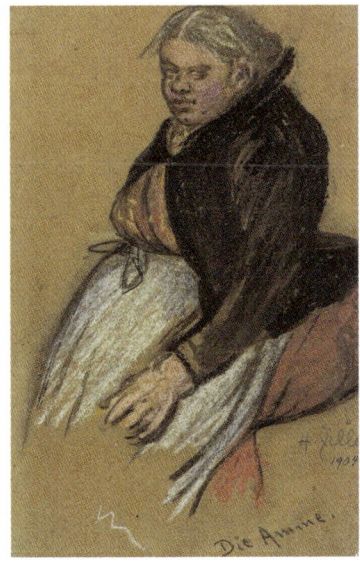

Ammen gabs bis ins 20. Jahrhundert (Gemälde von Zille)

Marie-Louise Bourgois wurde 1563 als Tochter einer vornehmen Familie in Paris geboren. Mit 20 Jahren ehelichte sie den königlichen Armeechirurgen Martin Boursier. Ihr Mann war ein Schüler des Wundarztes Ambroise Paré am Pariser Armenkrankenhaus Hôtel Dieu, von dem 1551 und 1573 zwei Abhandlungen über die Geburtshilfe veröffentlicht wurden. Nach vierjähriger Ehe war Marie-Louise Bourgeois schon eine Witwe mit drei Kindern. Bevor sie sich entschloss, sich zur Hebamme ausbilden zu lassen, verdiente sie mehr schlecht als recht ihren Lebensunterhalt mit dem Verkauf von Stickereien. Ihre ersten Erfahrungen als Hebamme sammelte sie in den Armenvierteln von Paris, später bei Schwangeren des Groß-bürgertums. 1598 erwarb sie das Diplom einer geschworenen Hebamme, nachdem sie vor einem Ausschuss mit einem ausgebildeten, approbierten Arzt und zwei He-bammen eine Prüfung abgelegt hatte. Bis 1609 trug sie 2000 von ihr geleitete Ent-bindungen in ihr Hebammenbuch ein. Bald genoss sie einen so guten Ruf als He-bamme, dass die französische Königin Maria von Medici (1573–1642) sie an ihren Hof holte. Dort wirkte Marie-Louise an sieben Entbindungen der Königin mit. Ihr Honorar bei der Geburt eines Prinzen betrug 1000 Dukaten, für eine Prinzessin da-gegen nur 600. Nach der Geburt des dritten Kindes erhielt sie eine schwarze Kap-pe aus Samt als Abzeichen der Hebamme der Königin von Frankreich.

Mit ihrem erwähnten Hebammenbuch löste Marie-Louise Bourgeois das von der ersten Ärztin Trotula von Salerno im elften Jahrhundert geschriebene Lehrbuch „Über die Leiden der Frau vor, während und nach der Entbindung" ab.

Schwere Zeiten erlebte Marie-Louise Bourgeois, als nach jahrzehntelanger er-folgreicher Hebammentätigkeit eine ihrer Patientinnen, zudem noch eine angese-hene Hofdame, am Kindbettfieber starb. Dies hatte Angriffe und Verdächtigungen ihrer Kollegenschaft zur Folge, gegen die sie sich temperamentvoll wehrte. Die tüch-tige französische Hebamme schrieb ihre Lebenserinnerungen in dem Buch „Wah-re Erzählungen über die Geburt der Kinder Frankreichs"nieder. Zuvor war ihr drei-bändiges Werk „Betrachtungen zur Unfruchtbarkeit" erschienen, das 1626 eine Neuauflage erfuhr und lange Zeit als viel beachtetes Handbuch verkauft wurde. 1636 starb Marie-Louise Bourgeois in Paris.

Nach ihr brachten die englische Hebamme Jane Sharp das Werk „Midwives Book" (1671) und die deutsche Hebamme Justine Siegemundin das Lehrbuch „Die Kgl. Preußische und Chur-Brandenburgische Hof-Wehemutter" (1690) heraus. Jus-tine Siegemundin (1648-1705) war Hof- und Wehemutter am Kur-Brandenburgi-schen-Hof, an den Höfen in Holland und England. In ihrem Lehrbuch beschrieb sie alle unnormalen Geburtslagen und zeigte Lösungen auf. Das Buch erreichte hohe Auflagen und galt aufgrund der Präzision und des prägnanten Stils seiner Ver-fasserin als Standardwerk der Hebammenlehre.

Nicht zu vergessen die Hebammenlehrerin Margarete Schievelbein (gest. 1626), die Leibhebamme der Herzogin Dorothea Sibylla von Liegnitz und Brieg und Hof-hebamme an den Fürstenhöfen in Dänemark und Holland. Marguerite du Tertre (um 1630) machte sich als Lehrende und Oberhebamme der Gebärabteilung am Hôtel-Dieu in Paris einen Namen.

Weise Frauen, böse Hexen?

Bei Krankheiten und Geburten wurden weise Frauen oder Hebammen ans Bett gerufen. Letztere genossen seit der Antike hohes soziales Ansehen und wurden, da sie Leben schenkten, fast wie Heilige verehrt. Kein Wunder also, dass die Kirche diese Frauen als eine Bedrohung ansah. Im ausgehenden Mittelalter schließlich wurden Frauen bei Androhung auch mit dem Tode verboten, als Heilerinnen, Hebammen, Ärztinnen und Kräuterfrauen tätig zu sein. Der Beginn der Neuzeit brachte die Hexenverfolgung, bei der Frauen die Anwendung überlieferten Wissens über Kräuter zum Verhängnis wurde. Da Frauen von formaler Bildung ausgeschlossen waren, konnten sie die Kraft der Kräuter nur durch einen Pakt mit dem Teufel erfahren haben, so die Ansicht ihrer Verfolger. Zwar führten die Hexenjagden nicht zur Ausmerzung der Heilkundigen der unteren Schichten – eine zielgerichtete Verfolgung weiser Frauen, Kräuterfrauen und Heilerinnen fand nicht statt – , doch sie brandmarkten sie auf immer als abergläubisch und möglicherweise böswillig. So tief standen sie in ihrem Ansehen, dass den männlichen Ärzten im 17. und 18. Jahrhundert Übergriffe auf die letzte Domäne der weisen Frauen, die Geburtshilfe gelingen konnte. Hebammen wurden zur Helferinnen degradiert.

Die neue Angst vor der Magie

Bis ins 12. Jahrhundert galt Magie offiziell als „heidnischer Aberglaube". Die Kirche berief sich auf Augustinus (354–430), der Zauberei für unmöglich hielt: Magie war seiner Ansicht nach nur als übernatürliches Wunder vorstellbar, und nur Gott allein konnte dies bewirken. Aber der gefallene Engel, der Teufel und seine Dämonen, hätten mit Billigung Gottes ihre von Gott verliehenen magischen Fähigkeiten behalten. Zauberische Rituale und magische Gegenstände waren nach Augustinus an sich wirkungslos. Sie bewirkten den Abschluss eines Dämonenpaktes durch den Willen des Zaubernden und die dem Dämon gegebenen Zeichen. Der einflussreichste Theologe Thomas von Aquin (1225– 1274) baute die Teufelspakttheorie aus und wendete sie auch auf den bislang meist tolerierten magischen Volksglauben an. Neben dem ausdrücklichen Dämonenpakt gab es nach von Aquin auch einen stillschweigenden Pakt. Jede noch so kleine magische Handlung sah er auf einen Teufelspakt begründet, auch wenn der Ausübende das nicht wusste. Jede Art von Zauberei sei Teufelswerk, so etwas wie wohltätige weiße Magie gäbe es nicht.

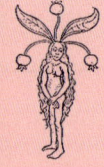

Der Teufel

Das Bild vom Teufel oder Satan machte im Lauf der Jahrhunderte einige Veränderungen durch. Der gefallene Engel Luzifer wurde schnell zu einer teuflischen Person, die einen Bocksfuß, Hörner, Krallen, einen Schnabel oder andere tierische Attribute haben konnte und zu jeder nur denkbaren Verwandlung fähig war. Insbesondere der Glaube an Hexen trug schließlich zur Veränderung der teuflischen Persönlichkeit bei. Nach und nach wurden ihm die Charakterzüge, Eigenschaften und auch Attribute der heidnischen Dämonenwesen zugeschrieben. So übernahm er so manches von dem Wilden Jäger, anderes vom Kobold, vom Riesen. Seine angeblich enge Verbindung zu den Hexen trug weiter zu seiner Vermenschlichung bei. Mehr und mehr wurden ihm zudem magische Fähigkeiten zugeschrieben, die im Volksglauben ursprünglich eher mit Elben und natürlich sonstigen Naturgeistern verbunden gewesen waren.

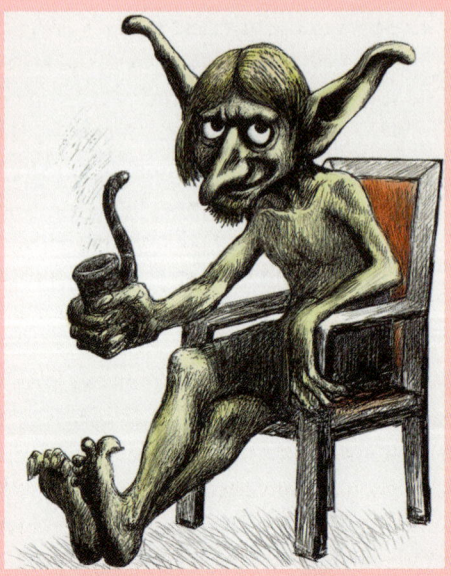

Jede außergewöhnliche Fähigkeit, selbst wenn es die Fähigkeit war, Kranke heilen zu können, konnte danach übernatürlich sein und war nach der Dämonenpakt-lehre immer verdächtig, Teufelswerk zu sein.

Im Volk blieben jedoch die alten heidnischen Magiepraktiken lange erhalten, damit aber auch der Glauben an schädlichen Zauber und böse Geister, der im späten Mittelalter überhand gewann. Aus der guten Fee, der weisen Frau, der klugen Hebamme wurden plötzlich Hexen, die nicht nur heilen, sondern auch schaden konnten. Der Liebeszauber wurde zum todbringen Fluch, die Hebamme weihte das noch ungetaufte Kind dem Teufel, der Segensspruch brachte Unheil. Dahinter verbarg sich die Vorstellung, dass sich die ursprünglich fördernde Wirkung von Gebeten, Segenssprüchen und Zauberformeln, an die man glaubte, ins Gegenteil verkehren konnte. Anerkannte Heilpraktiken, etwa Handauflegen, wurden plötzlich zum „Hexenschuss". Heute ist es kaum nachvollziehbar, weshalb eine Frau aus der Nachbarschaft dafür verantwortlich sein sollte, dass es z. B. wochenlang nicht geregnet hatte. Aber die Menschen im Mittelalter und in der frühen Neuzeit dachten so. Und manchmal wurden die vermeintlichen Schadenzauberer auch verurteilt. So wurden im Jahr 1090 bei Freising drei Wettermacherinnen verbrannt. Manches an diesem Vorgang erinnert an die späteren Hexenprozesse, allerdings akzeptierte die Kirche diese Hinrichtungen damals noch nicht, sondern bezeichnete die verurteilten Frauen als „Märtyrerinnen".

Kampf gegen „Irrlehren"

Bis zum 11. Jahrhundert wurden Ketzerei wie auch Zauberei im Allgemeinen nur mit einfachen Kirchenbußen geahndet. Erst im 15. Jahrhundert häuften sich die Verurteilungen und Hinrichtungen. Ursache dafür waren die blutigen Kreuzzüge der Kirche und mit ihr verbundener Fürsten gegen Glaubensabweichler, wie die Hussiten in Böhmen oder die Katharer in Südfrankreich. Teilweise wurden die religiösen Praktiken der Ketzer von der katholischen Kirche als Gotteslästerung gesehen, teilweise sagte man den „Rebellen" sogar teufelsbündlerische Praktiken nach. Die katholische Kirche als größter Großgrundbesitzer Europas war bereits vor der eigentlichen Hexenverfolgung in wirtschaftliche und politische Schwierigkeiten, in eine Art Krise geraten. Nach den Kreuzzügen ins Heilige Land, die Unsummen von Geld verschlangen, siedelten die Päpste von Rom nach Avingion, wo sie einem verschwenderischen Lebensstil frönten. Das erhöhte nicht unbedingt das Ansehen der Kirche. Die Suche nach neuen Geldquellen führte immer häufiger zu materiellen

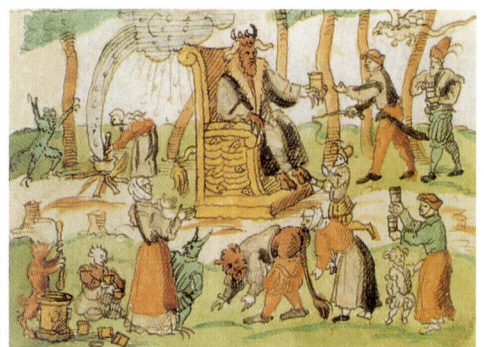

Hexen-sabbat – die Hexen treffen sich mit dem Teufel

Kirchbußen. Der so genannte Ablass wurde nicht mehr nur gegen fromme Taten und reuiges Verhalten, sondern zunehmend gegen Spenden und dann bald nur noch gegen Bargeld gewährt. Das wuchs schließlich zu den Zuständen aus, die Anstoß für die Reformation wurden. Jeder, der in seinen Ansichten auch nur im geringsten vom kirchlichen katholischen Denkschema abwich, wurde von den Päpsten als Gefahr erkannt, auch die Protestanten. Die Kirche war nicht gewillt „Irrlehren", egal welcher Art neben sich zu dulden. Sie verdammte diese als Ketzerei. Und nicht nur das. Da scheinbar immer mehr Menschen der Magie verfielen, definierte sie auf dem Konzil in Basel (1431–1449) den Hexenglauben neu. Abhandlungen wurden geschrieben, die nicht mehr von Einzelpersonen, sondern von einer großen Hexensekte ausgingen. Die Inquisitoren sollten die Augen offen halten und gegen diese Sekten vorgehen. Die Bevölkerung nahm schon kurze Zeit nach Veröffentlichung der Abhandlungen den Glauben an die Hexensekten an.

Die heilige Inquisition

Mit Fortschreiten dieser Entwicklung fürchteten sich die Menschen auch zunehmend vor der magischen Kraft, die von den weisen Frauen ausging. Geschürt wurde diese Furcht von der Kirche und später auch von weltlichen Institutionen. Der so entstandene Hexenwahn war ein wirksames Mittel, um die loszuwerden, die dem alleinigen Machtanspruch im Wege standen. Heute ist es erwiesen, dass die Hexenprozesse und grausamen Hexenverfolgungen oft nur ein Mittel waren, um kirchliche Glaubensdogmen, Machtansprüche und finanzielle Raubzüge durchzuführen. Den Stein ins Rollen brachte die Inquisition, eine Institution, die schon bei der Verfolgung von angeblichen Ketzern der Kirche gute Dienste geleistet hatte. Nachdem sie ihre Arbeit gründlich getan hatte, suchte sie nach neuen Betätigungsfeldern und fand sie in den „Ungläubigen", sich dem Christentum verweigernden Heilkundlern und Schamanen.

Entstanden ist die Inquisition in der ersten Hälfte des 13. Jahrhunderts als kirchliches Verfahren zur erleichterten Aufspürung von Ketzern. Im Mittelalter diente sie der Verfolgung von Häresien, in der frühen Neuzeit hauptsächlich der Hexenverfolgung. Die Inquisition wurde zur eigentlichen Waffe der Kirche gegen die Zauberei. In mancher Hinsicht war das bald auch von weltlichen Gerichten übernommene Verfahren ein juristischer Fortschritt gegenüber dem sehr willkürlichen und oft auf Praktiken wie Gottesurteilen und Zweikämpfen zurückgreifenden mittelalterlichen Recht: Glaubwürdige Indizien, Zeugenaussagen und vor allem das Verhör des Angeklagten sollten der „Wahrheitsfindung" dienen.

Gemäß der Mentalität einer Zeit, in der die Beichte zur Pflicht eines Christenmenschen erhoben wurde, galten Indizien wenig, Zeugenaussagen nicht viel, das Geständnis nahezu alles. Ohne das Geständnis des Angeklagten durfte bei Kapitalverbrechen kein Urteil gefällt werden. Damit geriet ein zuvor wenig benutztes Prozessmittel in den Vordergrund: die Folter. Vor allem bei Majestäts- und Ketzerei-

Der Hexenhammer

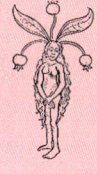

1487 veröffentlichten die Dominikanermönche Jakob Sprenger und Heinrich Institoris das Handbuch „Der Hexenhammer". Es wurde zum Standardwerk in der Hexenprozessführung. Die Autoren gingen davon aus, dass mangelnder Glaube an Hexerei als Ketzerei zu gelten habe und stützten sich auf den Großinquisitor von Aragon, Nicolas Eymerich, der 1376 eine umfangreiche Anleitung für Inquisitoren herausgegeben hatte. In dieser Schrift waren die mittlerweile verbotenen und strafbaren einzelnen Formen der Hexerei, des Hexenglaubens und die Zauberdelikte ebenso definiert wie die Verfahrensführung im Anklagefall oder die Foltermethoden und Strafen. Zu den Hauptanklagepunkten zählten der Kontakt zum Teufel, der Hexenritt sowie die Begehung des Hexensabbats. Damit waren Mord, Giftmischerei, Verschwörung und auch sexuelle Freizügigkeit als klar festgelegte Delikte der Hexerei amtlich dokumentiert und als moralische und religiöse Vergehen verdammt. Der „Hexenhammer" traf auf fruchtbaren Boden. Ende des 15. Jahrhunderts verschlechterten sich die Lebensbedingungen der Bevölkerung dramatisch. Lange und harte Winter waren verantwortlich für drastische Ernteeinbußen, Epidemien breiteten sich aus und rafften große Teile der Bevölkerung hin. Vor allem Hexen wurden für die Übel verantwortlich gemacht.

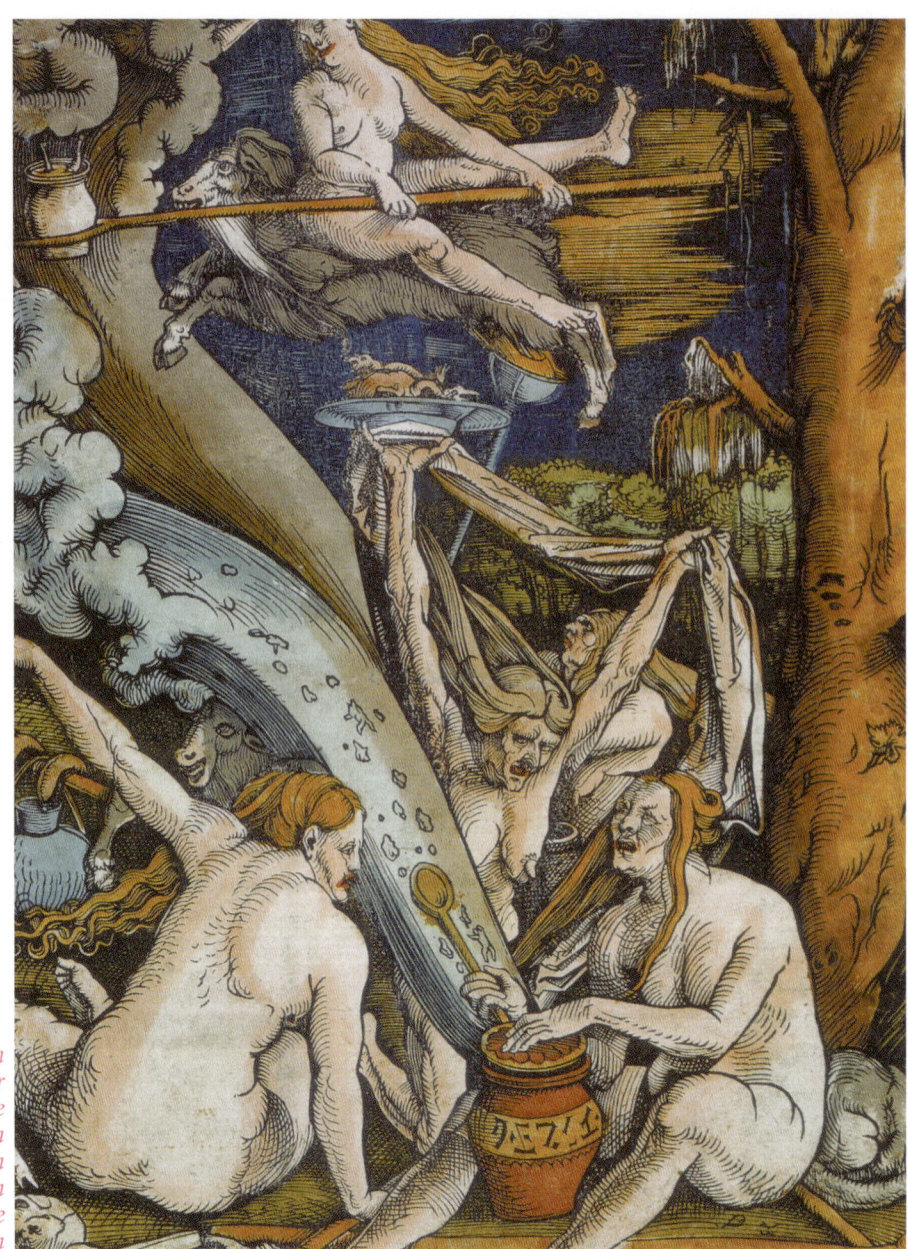

*In den
Augen der
Kirche
wurden
aus weisen
Frauen
wilde
Hexen*

prozessen, bei denen es möglichst keine Freisprüche „mangels Beweisen" geben durfte, wurde fortan von der Folter reger Gebrauch gemacht. Ein Geständnis um jeden Preis war das Ziel des Prozesses, nicht mehr der Nachweis des Verbrechens, das bei Ketzereidelikten stillschweigend vorausgesetzt wurde. Bei einem Ketzer stand de facto bei Anklage der Schuldspruch fest.

Gute Zeiten, schlechte Zeiten

Im deutschsprachigen Raum gab es bis ins 15. Jahrhundert hinein fast nur traditionelle Zaubereiprozesse, bei denen es meist um Liebeszauber, Wetterzauber, aber auch um Schadenszauber ging. Entgegen der populären Vorstellung, dass die Hexenverfolgung vor allem von der kirchlichen Obrigkeit ausging, kamen die Impulse für die Verfolgung vielfach von unten, aus dem Volk. Seit jeher war es üblich, Übelstände, die man sich nicht erklären konnte, auf Schadenszauber zurückzuführen und eigenes Ungemach auf „üble Mächte" zu schieben. Da im Volksrecht für eine Anklage gegen einen Schadenzauberer die Beweislast beim Ankläger lag und die Kirche jede Beschäftigung mit Magie missbilligte, führte der volkstümliche Magieglaube, der im Laufe der Zeit immer mehr zum Magie-Aberglauben degenerierte, normalerweise nicht zur Hexenverfolgung. Ging es dem Volk gut, hielt sich die Hysterie in Grenzen. In „guten Zeiten" liefen die meisten Hexenprozesse der Verfolgungszeit nach wie vor nach dem Schema der traditionellen Schadenzaubervorstellungen ab: In aller Regel führte ein Alltagskonflikt zum Schadenzauberverdacht, wobei die Grenze zwischen natürlichen Verbrechen, etwa Giftmord, und magischen Verbrechen fließend verlief. Wegen der schwachen Rechtsposition der Frauen fielen sie leichter auch grundlosen Verdächtigungen zum Opfer als Männer. Unter der Folter bejahten die Angeklagten das vorgefertigte Frageschema über Teufelspakt, Teufelsbuhlschaft, Hexenflug und Hexensabatt.

In Krisenzeiten war das anders. Im mittelalterlichen Weltbild unterlag alles Heil und Unheil Gottes unerforschlichem Ratschluss, Unheil und Ungerechtigkeiten hier und da war unvermeidliche Folge von Gottes Plan, das Heil der gesamten Christenheit zu fördern. Pest und klimatisch bedingte Missernten waren aber Katastrophen bisher nicht geahnten Ausmaßes. Natürliche Ursachen waren nicht erkennbar. Das kindliche Gottvertrauen der Bevölkerung zerbrach. Ein Teil der Menschen reagierte traditionell, sah das Unheil als verdiente Strafe Gottes, reagierte mit

Selbstvorwürfen, Bußübungen, Selbstgeißelungen. Aber das Selbstbewusstsein vor allem der städtischen Bürger war gewachsen, ließ demütiges Akzeptieren von Leiden nicht länger zu. Man suchte für alles Übel einen Urheber, dessen systematische Ausrottung Leidensfreiheit garantieren sollte. Juden, Ketzer, Andersgläubige boten sich an, wurden brutal verfolgt. Aber an dem Unheil konnten sie nicht schuld sein, dazu fehlten ihnen die Möglichkeiten. Die hatte der Teufel. Die Teufelsbuhlerin, die Hexe wurde zur idealen Projektionsfigur, zum Feindbild in schweren Zeiten.

Frauen im Visier der Inquisitoren

Die Hebammen, weisen Frauen, Kräuterweiber und Baderinnen waren Verbündete von Frauen, die ihre Fruchtbarkeit selbst bestimmen wollten und konnten. Sie waren mit ihrem tradierten gynäkologischen Verhütungs- und Abtreibungswissen

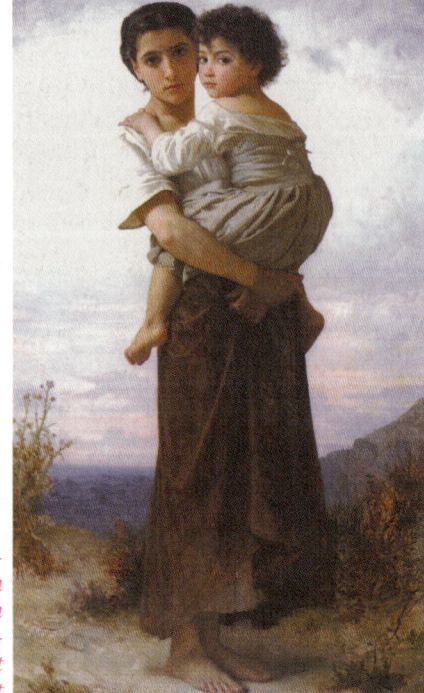

Zigeune-rinnen wurde gern die Teufels-buhlschaft unterstellt

für Verliebte, für unverheiratete Mägde und Knechte, für die Jugendlichen, für die Badehausgäste, für die Prostituierten, aber auch für die Verheirateten und die ungewollt Schwangeren die besten Garanten für eine folgenlose, d. h. fortpflanzungsfreie Sexualität. Zudem waren solche mit den alten Traditionen verbundenen Frauen auch die Träger jener heidnischen Opposition gegen die römische Kirche und ihren Herrschaftsansprüchen.

Sie also gerieten im Laufe des Bevölkerungsniedergangs im 14. Jahrhunderts zunehmend in das Visier der theologischen Theoretiker und ihrer Schergen. Das Volk wurde zur Denunziation aufgerufen; unbegründete Verleumdungen und Verdächtigungen von neidischen, missgünstigen Nachbarn reichten aus, um Frauen und Männer, ja sogar Kinder auf die Folterbank zu zwingen.

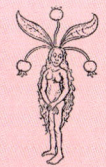

Was ist eigentlich eine Hexe?

Das Wort „Hexe" leitet sich aus dem altdeutschen „Hagazussa", die Zaunreiterin ab. Gemeint sind die Reiterinnen des Zaunes zwischen den Welten; die Experten für das Diesseits, mit Antennen für das Jenseits, Kräuterkundige, die mit ihrem Wissen und Gespür für die Kräfte der Pflanzen und die physiologischen Eigenschaften der Menschen entscheidend die Empfängnis ungewollter Schwangerschaften mitverhüteten; diejenigen, die mit ihrer Sorgfalt und Intuition als Hebammen den Wesen aus der unsichtbaren Welt als Neugeborene auf diese Welt halfen; diejenigen, die mit den Müttern und Verwandten bestimmten, ob ein Kind lebensfähig sein wird oder nicht. Und falls man befand, dass ein Kind nicht die Stärke würde haben können, die Stürme dieses Lebens als glücklicher Mensch zu überstehen, war sie es, die Hagazussa, die es wieder sanft ins Jenseits führte. Sie waren es auch, die als weise Frauen, die die unergründbaren Geheimnisse, nicht nur der menschlichen Natur, nicht zu enthüllen suchten, sondern sich schickten, die vorhandenen Potenziale zum Erblühen bringen zu wollen: Hagazussa, Venficia, Striege, Medizinerinnen, Schamanen, wissende weise Frauen und Männer, Brauchweiber.

Menschen mit heilenden Kräften und magischen Fähigkeiten waren die ersten, die verdächtigt wurden, wenn das Unglück das gewöhnliche Maß übertraf. Hatte die Hebamme bösen Schadenszauber ausgeübt, weil Mutter und Kind bei der Geburt gestorben waren? Das Ansehen der Hebammen, das im gesamten Mittelalter sehr hoch war, begann sich gegen Ende des 15. Jahrhunderts drastisch zu verschlechtern, denn viele von ihnen wurden von der Kirche und deren Vertretern von nun an bevorzugt als Hexen diffamiert. So erklärten die Dominikaner in ihrem „Hexenhammer", dass die Hebammen besonders gefährdet und befähigt wären, Hexen zu werden. Sie könnten schließlich nicht nur die Empfängnis verhindern, sondern zudem noch Fehlgeburten herbeiführen.

Besonders warnten diese Geistlichen vor den sogenannten Hexenammen, die nicht nur Ungeborene, sondern auch Neugeborene dem Teufel opfern würden, indem sie in einem unbewachten Augenblick die Kinder in ein Nebenzimmer tragen würden, um sich mit ihnen dreimal vor dem imaginären Satan zu verneigen. Zudem würden diese Hexen die Säuglinge benötigen, um aus ihnen Fett für ihre Reitstöcke zu gewinnen, die ohne diesen Zusatz nicht in der Lage wären, ihre Reiterinnen durch die Lüfte zu tragen.

Doch nicht nur die Hebammen waren Verdächtigungen ausgesetzt. Der Glaube an die Kraft der Natur und das Vertrauen in die heilende Wirkung der Kräuter – und nicht in den christlichen Gott – wurde den weisen Frauen als Häresie ausgelegt. Sie wurden der Ketzerei verdächtigt, und ihre Heilkunst, weil undurchsichtig und nicht auf kirchliche Schriften basierend, galt als Hexenwerk. Die Kirche entwarf mit der Zeit ein immer schärferes Bild von der heilkundigen Frau als Verführerin oder Gespielin des Teufels. Hexen flüsterten bei der Behandlung von Kranken obskure Formeln, bedienten sich geheimnisvoller Riten oder zeichneten mysteriöse Runen auf die Körper der Kranken, um die heilende Wirkung ihrer magischen Mittel zu verstärken. Die Kirche und ihre Hexenankläger fanden viele Gründe zur Verfolgung der heilkundigen Frauen. Der Glaube an den Luftschlag der Hexen, ihrer Verwandlung in Tiere oder der Schadenzauber wurde den weisen Frauen vorgeworfen. Da das Volk ohnehin der Meinung war, im „Hexenkessel" gehe es

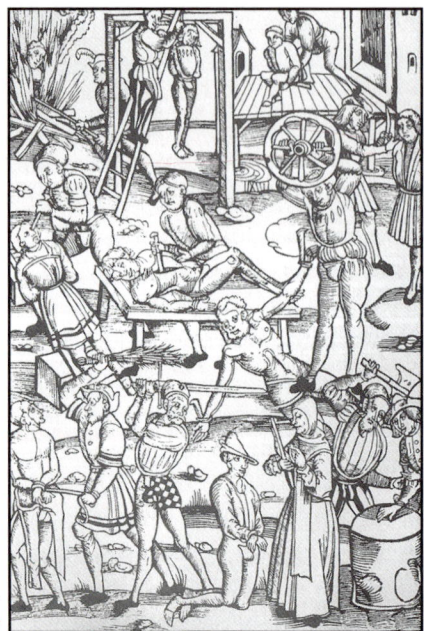

Hexen-bestrafung

nicht mit rechten Dingen zu, war es ein Leichtes, es gegen die kräuterkundigen Frauen aufzubringen. Ein jeder hatte Angst vor Krankheiten oder Seuchen, durch Hagelschlag oder Dürre beschädigte Ernten. Die Theorie mit dem Dämonenpakt und der Teufelsbuhlschaft der Hexen wirkte glaubhaft, und die Ketzergerichte unterstützten den Glauben an die Realität der Dämonenwelt. So wurden schließlich Zauberei und Aberglaube mit dem Dämonenkult vermengt und zum ketzerischen Straftatbestand erklärt, die Hexerei wurde zum maleficum. Dabei warf man Hexen die unterschiedlichsten Taten vor, vom Wettermachen, dem Verhexen von Butter und Milch, dem Anfertigen und Anwenden der Hexensalbe über den Hexenritt, dem Herbeizaubern von

114

Unwettern, Dürreperioden und Epidemien und der Tierverwandlung. Das ging bis hin zum Bösen Blick, mit dem die Hexen vor allem Tieren und kleinen Kindern schaden konnten, indem sie ihnen den Tod oder eine unheilbare, schwere Krankheit anhexten. Auch der Hexenschuss verdankt seinem Namen dem Glauben, der Rückenschmerz entstamme der Verhexung durch eine böse Frau. Aber auch die Männer mussten vor dem Bösen Blick auf der Hut sein, da er ihnen angeblich die Manneskraft rauben konnte.

Zunächst traf es meist arme und wehrlose alte Frauen, die am Rande der Gesellschaft lebten und ohne richtige Entlohnung für die Armen und Bauern tätig waren. Ihnen fehlte jegliche soziale Bindung, so waren sie in der Regel leichte Opfer für die Inquisitoren.

Natürlich waren auch Menschen im Fokus, die ohnehin außerhalb der Gesellschaft standen. Spielleute, Huren, Zigeuner: Sie alle lebten gefährlich, wenn es darum ging, eine Hexe ausfindig zu machen. Auch diejenigen, die abgeschieden lebten und lieber für sich sein wollten, mussten eher als andere damit rechnen, angeklagt zu werden. Dasselbe galt für Menschen, die sich unheimlich, unnahbar oder seltsam gaben. Denn ihnen fehlte etwas, was in einer solchen Situation das Entscheidende war: der Zuspruch, die Solidarität der Gemeinschaft.

Hexensalbe

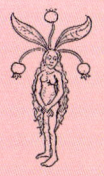

In der Vorstellung der Menschen rieben sich Hexen mit der Hexen- oder Flugsalbe ein, bevor sie sich auf dem Besen durch die Lüfte schwebend auf zum Hexensabbat machten. Es handelte sich hierbei um berauschende Zubereitungen, deren Hauptbestandteile meistens Nachtschattenpflanzen, Schierling und andere Giftpflanzen waren. Die Salben wurden auf empfindliche Hautbereiche aufgetragen, beispielsweise Innenflächen der Oberschenkel, Handflächen, Pulsstellen, Stirn usw., damit die enthaltenen Giftstoffe durch die Haut aufgenommen werden konnten. Die Salbe erzeugte Halluzinationen, etwa Flugträume. So erklärt es sich, dass manche der Hexerei beschuldigten Männer und Frauen, die ein solches Mittel verwendet hatten, bei der peinlichen Befragung der Inquisition zugaben, „durch die Lüfte zum Hexensabbat geflogen" zu sein und mit dem Teufel Geschlechtsverkehr gehabt zu haben.

Wer waren die bösen Hexen?

Oft waren es Frauen, die sich nicht in ein Kloster sperren lassen wollten, Frauen, die eine ablehnende Haltung gegenüber der Herrschaft von Kirche und Adel hatten. Und natürlich Frauen, die sich nicht in ihr vorgezeichnetes Schicksal fügen wollten, die ihr Leben selbst bestimmten und sich nicht an die von Männern festgelegten gesellschaftlichen Normen gehalten hatten, beispielsweise die frommen Beginen und Kräuterfrauen. Angeklagt wurden Frauen, die in enger Verbindung mit der Natur standen, über Heilkünste verfügten und ein besonderes Gespür für die seelischen und körperlichen Leiden anderer Menschen besaßen. Dafür wurden sie der Hexerei bezichtigt.

Warum und welcher Taten wurden die Frauen beschuldigt? Sie schädigten vor allem ihre nächsten Nachbarn oder Verwandten (Schadenszauber), sie hexten aus Neid, Konkurrenz oder aus blanker Bösartigkeit. Sie wirkten im Geheimen, besonders nachts. Hexen waren nicht rein menschlicher Natur, sie waren vom Teufel besessen. Man verdächtigte sie, mit dem Teufel einen Pakt abgeschlossen zu haben und mit ihm sexuell zu verkehren, nachts durch die Luft zu fliegen und am Hexensabbat, einer obszönen Teufelsmesse, teilzunehmen. Man behauptete, die Hexen trügen bestimmte Erkennungsmerkmale im oder am Körper, so genannte Hexenmale. Man war überzeugt, sie könnten jegliche Form von Unglück und Leid zaubern: Krankheit, Streit, Tod, Naturkatastrophen, Missernten, Seuchen und Epidemien. Jakob Sprenger und Heinrich Institoris stellten 1487 fest: „Ohne einen Tropfen Gift, bloß durch die Stärke ihres Zauberspruches, vernichten sie die Seelen." Martin Luther, der große Reformator, hatte ebenfalls eine fürchterliche Vorstellung von Hexen. Er fantasierte sie sich zurecht als „Teufelshuren, die da auf Böcken und Besen reiten ... Kinder in der Wiege mar-

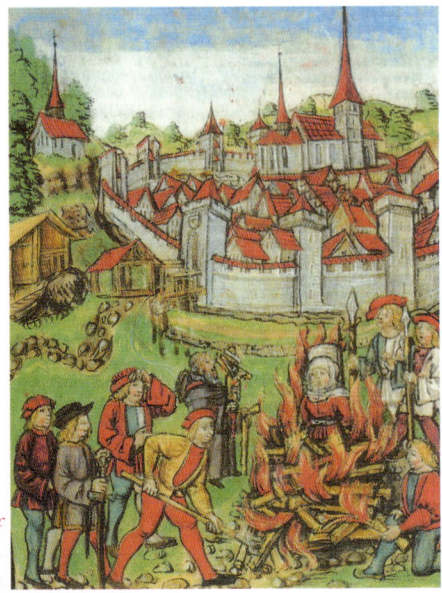

Hexe auf dem Scheiterhaufen

tern, die ehelichen Gliedmaßen bezaubern … und die Leute zur Liebe und Buhlschaft zwingen … Mit Hexen und Zauberinnen soll man keine Barmherzigkeit haben. Ich wollte sie selber verbrennen."

Tod auf dem Scheiterhaufen

Bis zum Ende der Hexenverfolgung – die letzten Hexen wurden im 18. Jahrhundert verbrannt – gerieten auch viele einst angesehene und hoch geschätzte heilkundige Frauen in die Hände der Inquisitionsschergen. Wie viele genau, lässt sich

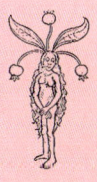

Die unheimliche Begine

„Dem Hause des Herrn Pineiß gegenüber war ein anderes Haus, dessen vordere Seite auf das sauberste geweißt war und dessen Fenster immer frisch gewaschen glänzten. Und ebenso weiß war der Habit und das Kopf- und Halstuch einer alten Begine, welche in dem Hause wohnte. So scharf die weißen Kanten und Ecken ihrer Kleidung, so scharf war auch die lange Nase und das Kinn der Begine, ihre Zunge und der böse Blick ihrer Augen. Alle Tage ging sie dreimal in die Kirche, und wenn sie in ihrem frischen, weißen und knitternden Zeuge und mit ihrer weißen spitzigen Nase über die Straße ging, liefen die Kinder furchtsam davon, und selbst erwachsene Leute traten gern hinter die Haustüre, wenn es noch Zeit war. Sie stand aber wegen ihre strengen Frömmigkeit und Eingezogenheit in großem Rufe und besonders bei der Geistlichkeit in hohem Ansehen. So weiß und hell aber das Haus der Begine nach der Straße hin aussah, so schwarz und räucherig, unheimlich und seltsam sah es von hinten aus. Unter dem Dache dort hingen alte zerrissene Unterröcke, Körbe und Kräutersäcke, auf dem Dache wuchsen ordentliche Eibenbäume und Dornsträucher, und ein großer rußiger Schornstein ragte unheimlich in die Luft. Aus diesem Schornstein aber fuhr in der dunklen Nacht nicht selten eine Hexe auf ihrem Besen in die Höhe, jung und schön und splitternackt, wie Gott die Weiber geschaffen und der Teufel sie gerne sieht."

Gottfried Keller, Die Leute von Seldwyla

nicht mit Bestimmtheit sagen. Zielgerichtet ausgerottet wurden die weisen Frauen und Hebammen allerdings nicht, wie neuere historische Forschungen bestätigen. Allerdings lebten sie in ständiger Gefahr, dass ihre Heiltränke und Behandlungen ins Gegenteil verkehrt und zum Schadenszauber erklärt wurden. Der Weg dahin war gar nicht so weit.

Den Höhepunkt fand die Ermordung der Frauen in der Zeit des 30-jährigen Krieges von 1618 bis 1648. Der Krieg und ein ungewöhnlich kaltes Klima hatten dafür gesorgt, dass die Häuser zerstört waren, die Felder verwüstet wurden und die Bevölkerung durch Hunger und Krankheit starb. Viele Menschen schrieben den bösen Hexen die schlimmen Zustände zu. In den Verdacht, eine Hexe zu sein, geriet man also schnell. Schließlich genügte es, wenn einem Nachbarn die Nase nicht gefiel oder er sonst etwas angeblich „Absonderliches" fand.

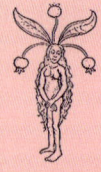

Würzburg 1474

„Was höre ich da, du willst mich nicht bezahlen, Ekkehard? Habe ich dich nicht geheilt – besser als all deine Ärzte? Habe ich nicht Gebete über dich gesprochen, dir Pflaster mit Salben aufgelegt, wie sie niemand in deiner Umgebung kennt? Um Mitternacht habe ich die Pflanzen dafür gesammelt – an Orten, an denen noch nicht einmal meine Katze mich begleitet. Die Frauen aus deinem Haushalt habe ich untersucht, weil kein Mann ihre Blöße sehen darf, habe ihnen gezeigt, wie sie für Sauberkeit sorgen können, weil Gesundheit Reinlichkeit braucht. Ich habe ihnen gezeigt, wie sie sich auf ihre Geburten vorbereiten können und was ihre Kinder essen sollen, damit ihnen die Zähne nicht ausfallen. Sogar dein Vieh habe ich mir angeschaut und den Segen über die kranke Kuh gesprochen – nun bezahle mich wie ausgemacht!" „Bezahlen soll ich dich? Sei froh, dass ich dich nicht wegen Hexerei anzeige. Weibern wie dir, die nachts aus dem Haus gehen, um an einer Quelle zu sitzen und mit Tieren zu sprechen, sollte das Handwerk gelegt werden. Christlich waren deine Gebete nicht; wer weiß, wen du alles verhext hast. Verschwinde aus meinem Haus, du elendes Weib. Das größte Unglück des Mannes ist es, aus den stinkenden Geschlechtsteilen einer Frau geboren zu werden."

Leila Dregger, „Die weibliche Stimme", Ausgabe 10, 2003

Schnell denunziert und angeklagt

So geschah es beispielsweise mit Elisabeth von Doberschütz, die im Jahr 1590 der Hexerei und Zauberei beschuldigt: Sie wurde angeklagt, Erdmuthe, die Ehefrau des Herzogs Johann Friedrich, Herzog von Pommern-Stettin, mit einem „Hexentrank" unfruchtbar gemacht zu haben, den sie der Herzogin Jahre zuvor nach einer Fehlgeburt zur Senkung des Fiebers verabreicht hatte. Am 17. Dezember 1591 wurde sie auf dem Heumarkt vor den Toren Stettins als Hexe enthauptet und danach auf dem Scheiterhaufen verbrannt. Oder Hester Jonas, die im November des Jahres 1635 im Alter von etwa 64 Jahren wegen Zauberei verhaftet, verhört und gefoltert wurde. Das Neußer Bürgermeistergericht bezichtigte sie des Schadenzaubers, des Abfalls von Gott, des Paktes mit dem Teufel und der Teufelsbuhlschaft. Sie gestand alle gegen sie erhobenen Vorwürfe. Das Gericht verurteilte sie zum Tode, am 24. Dezember 1635 wurde sie von einem Scharfrichter mit dem Schwert enthauptet. Ihr Körper wurde danach verbrannt.

Anfang September 1642 ließ der Rat der Stadt Glückstadt eine gewisse Ilsebe Koch verhaften und beschuldigte sie der Hexerei. Sie war eine so genannte Zugereiste und gehörte offensichtlich zu den zahlreichen Begleiterinnen der Söldnertruppen des 30-jährigen Krieges. Der Rat beschloss das Verhör „in Güte" abzubrechen und die Angeklagte zu foltern. Wie, ist nicht überliefert, wahrscheinlich jedoch, dass auf Finger und Waden Quetschinstrumente aufgesetzt wurden. Dreimal erlitt Ilsebe Koch die Tortur und wurde gezielt befragt. Schließlich gestand sie: Einen Krüger zwischen Lübeck und Hamburg habe sie tot gezaubert, nachdem er ihr die Herberge verweigert habe, ebenso einen Müller, von dem sie auf ihre Bitte hin kein Mehl erhalten habe. Einen Kätner bei Stade habe sie in einem Graben ertrinken lassen, weil er ihr nichts zu essen gegeben habe. So fuhr sie fort, ihre vermeintlichen Untaten offen zu legen, bis sich 14 durch magische Aggression verursachte Einzelverbrechen zu einem umfassenden Hexengeständnis ergänzten.

Auch Elsa Plainacher aus Wien geriet in die Fänge der Inquisition, weil sie angeblich ihr Kind verhext hatte. Sie wurde 1583 in Wien verbrannt.

Als kräuterkundige und Pflanzen nutzende Heilerin ist in der Herrschaft Neuerburg die am 24. Januar 1621 hingerichtete Kunigunde Diederichs nachweisbar. Ihr wichtigstes Heilmittel, wirksam gegen Kopfleiden, war eine auf nassen Wiesen wachsende Pflanze mit drei Wurzeln, die als Teufelsabbiss bezeichnet wurde. Kunigunde erklärte, der Teufel beiße beim Herausziehen der Pflanze aus der Erde die mittlere Wurzel ab, wenn man es nicht verhindere. Dafür musste sie sterben.

Im Herzogtum Luxemburg wurde gegen die 1652 durch grausame Folter und unmenschliche Haftbedingungen ermordete Hebamme Jehenne Lambert nicht etwa der Vorwurf der Abtreibung oder Empfängnisverhütung erhoben, vielmehr hatten es die Gerichtsschöffen des Ortes auf ihr Vermögen abgesehen. Mit unglaublicher Brutalität versuchten sie, die alte Frau zum Geständnis zu zwingen. Als dies misslang, ließ man die schwer verletzte und nahezu gelähmte Frau regelrecht in ihrem Kerker verhungern und verscharrte den Leichnam in ungeweihter Erde.

Die Heilerin Katelijne aus Brügge

Ein interessantes Beispiel (Quelle: Deutsches Historisches Museum) bietet um 1540 in den südlichen Niederlanden das schon weitgehend als Hexenprozess gestaltete Verfahren gegen eine Heilerin, überliefert durch den flämischen Juristen und Kriminalisten Joos de Damhouder. Opfer war eine alte Frau namens Katelijne, die als Heilerin und als fromme Christin hohes Ansehen bei den Mitmenschen genoss. Man verehrte sie fast schon wie eine Heilige, weil sie erstaunliche Heilungserfolge vorweisen konnte. Ihre Spezialität war die Behandlung von Kindern mit Rückenverkrümmungen und verrenkten oder gebrochenen Gliedmaßen, wobei sie als Heilmittel weder Medikamente noch sonstige erkennbare und nachvollziehbare Mittel einsetzte. Sie baute ganz auf Fastenübungen, Gebete, Messen und Wallfahrten. Alles bewegte sich offenbar im Rahmen legaler, von der Kirche vollständig akzeptierter weißer Magie. Trotzdem geriet sie – aus welchen Gründen auch immer – in Verdacht. Eines Tages ließen sie die Brügger Schöffen mitten in der Nacht aus dem Bett holen und ins Gefängnis bringen. Sie wollten wissen, wie die wahre Natur der Mittel beschaffen sei, denen sie ihre Heilungserfolge verdankte. Sie bestand darauf, diese seien absolut ehrenhaft. Die Schöffen verhängten die Folter, aber auch unter der peinlichen Befragung blieb sie dabei, dass der Teufel ihr nicht helfen würde.

Bei dieser Befragung stieß der Bürgermeister von Brügge, der an Gicht litt, mehrmals schwere Seufzer aus wegen der stechenden Schmerzen, die ihm diese Krankheit bereitete. Die alte Frau bemerkte das und bot ihm an, ihn zu heilen. „Wenn du dazu in der Lage bist", antwortete der Bürgermeister, „will ich dir 2000 Goldstücke zahlen, falls du Erfolg hast." Das ging den am Verfahren beteiligten Juristen zu weit; sie ließen die Frau in Isolationshaft nehmen und warnten den Bürgermeister, sich auf das Angebot der Heilerin einzulassen; das sei zu gefährlich. Als sie einer der Juristen nochmals nach ihren Heilmitteln fragte, antwortete sie, es genüge ihr, wenn der Bürgermeister überzeugt sei, dass sie ihn heilen könne, und er dies offen erkläre.

Daraufhin waren die Rechtsgelehrten überzeugt, dass sie mit dem Teufel im Bunde stehe. Sie erklärten dem Bürgermeister und den Schöffen, die Apostel hätten immer im Namen Gottes Heilungen vollbracht, dieser Frau aber genüge es, wenn man an sie selbst glaube. Der Bürgermeister distanzierte sich sofort von seinem Angebot und die Angeklagte wurde, da es ja neue Indizien gab, auf Anweisung von Bürgermeister und Schöffen zum zweiten Mal der Folter unterzogen. Auch diesmal blieb sie standhaft. Sie gab zwar einige Vergehen harmloser Art zu, bestritt aber jeden Kontakt mit dem Teufel. So blieb sie weiter in Haft. Wenig später rechtfertigten weitere Indizien eine dritte Tortur, und auch diese überstand sie, machte sich sogar lustig über den Henker und ihre Richter, indem sie ihnen fröhlich zurief: „Was immer Ihr mit mir macht, wie grausam Ihr auch seid, von mir könnt Ihr nichts erfahren." Schließlich schlief sie mitten im Verhör ein. Als nach kurzer Haftzeit auch der vierte Versuch scheiterte, durch Folter ein Geständnis zu erzwingen, ließ man Katelijne zum Zweck genauer Untersuchung am ganzen Körper rasieren. Man fand zwar kein Hexenmal, dafür aber in der Scheide oder im After ein Stück Pergament mit allen möglichen fremdartigen Namen und unbekannten, von Kreuzen umgebenen Buchstaben. Nun konnte das Verhör neu beginnen und angeblich

Hexenmal

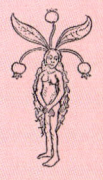

Mit der Hexe untrennbar verbunden ist die Vorstellung des Mals, das ihr der Teufel im Rahmen ihrer Weihe aufdrückt oder einbrennt. Johannes Prätorius sagte darüber: „Etliche tragen das Zeichen zwischen den Lefzen, etliche unter den Augenbrauen, andere sonst an wüsten und geheimen Enden, gemeiniglich aber auf der rechten Achsel, auf dem Arschbacken oder an der Scham." Auf dieses so genannte teuflische Mal hin wurde jede mutmaßliche Hexe untersucht, bevor man ihr den Prozess machte. Fand man irgendwo am Körper ein Muttermal oder eine Warze, so stach man mit einer Nadel hinein. Zeigte die so behandelte Person keinen Schmerz, konnte man sicher sein, dass es sich bei ihr um eine Hexe handelte. Zeigte sie Schmerz, behauptete man in aller Regel, sie würde simulieren.

gestand sie jetzt alles, was sie bei den vorhergehenden Befragungen abgestritten hatte. Sie erklärte, man hätte sie niemals dazu zwingen können, wenn man nicht das Pergament gefunden hätte, das sie mit Hilfe eines bösen Geistes gegen alle Folterqualen unempfindlich gemacht habe.

Das Urteil der Schöffen war uneinheitlich. Einige wollten, dass man die Frau als Hexe verbrenne, andere plädierten für Rücksichtnahme auf Alter und Geschlecht des Opfers, also für Strafminderung. Diese Schöffengruppe setzte sich durch. Die Frau wurde eine Zeitlang auf dem Richtplatz an den Pranger gestellt; man verbrannte eine Perücke über ihrem Kopf, um mit diesem symbolischen Akt deutlich zu machen, welche Strafe sie eigentlich verdient hätte, und dann verbannte man sie unter Androhung der Todesstrafe für immer aus der Stadt Brügge. Sie zog nach Zeeland und lebte einige Zeit in Middelburg. Als sie hier rückfällig wurde, das heißt wieder als Heilerin agierte, wurde sie erneut festgenommen. Das Gericht nahm Einsicht in die Brügger Prozessakte, verurteilte die alte Frau zum Tod und ließ sie bei lebendigem Leib verbrennen.

Heilerinnen in Utscheid

Der verbreiteten Vorstellung von der gefragten und zugleich gefürchteten, meist abstoßend wirkenden alten Kräuterhexe entsprach die 1614 wegen Schadenzauber angeklagte Schneider Mergh (Maria) aus Utscheid in der Herrschaft Neuerburg (Quelle Deutsches Historisches Museum). Sie hatte ein bewegtes Leben mit vielen Schicksalsschlägen hinter sich. Ihr Mann hatte sich im Gefängnis das Leben genommen, 1612 verlor sie ihr bescheidenes Vermögen. Die früh gealterte Frau mit dem hageren Gesicht, dem krummen, mageren Körper und der abgetragenen Kleidung war durch ein blindes Auge zusätzlich entstellt. Viele Leute bekreuzigten sich bei ihrem Anblick, die Kinder liefen schreiend davon. Nichtsdestoweniger war sie lange Zeit eine gesuchte Heilerin, die über wirkkräftige Segenssprüche verfügte; darunter waren, wie sie selbst ohne Folter bekannte, unterschiedliche Segen zur Heilung von Blutungen, Wurm (inneren Krankheiten), Panaricium (Nagelbettentzündung) und Grind. Eine Zeugin berichtete, Mergh habe zum Heilzauber manchmal eine ungeweihte Kerze benutzt, die um den Kopf der erkrankten Person gebunden wurde. Als Heilerin war auch Michels Grethe aus Utscheid aktiv; auch sie kannte zwei Wurmsegen, einen Grindsegen und eine Segensformel zur Blutstillung.

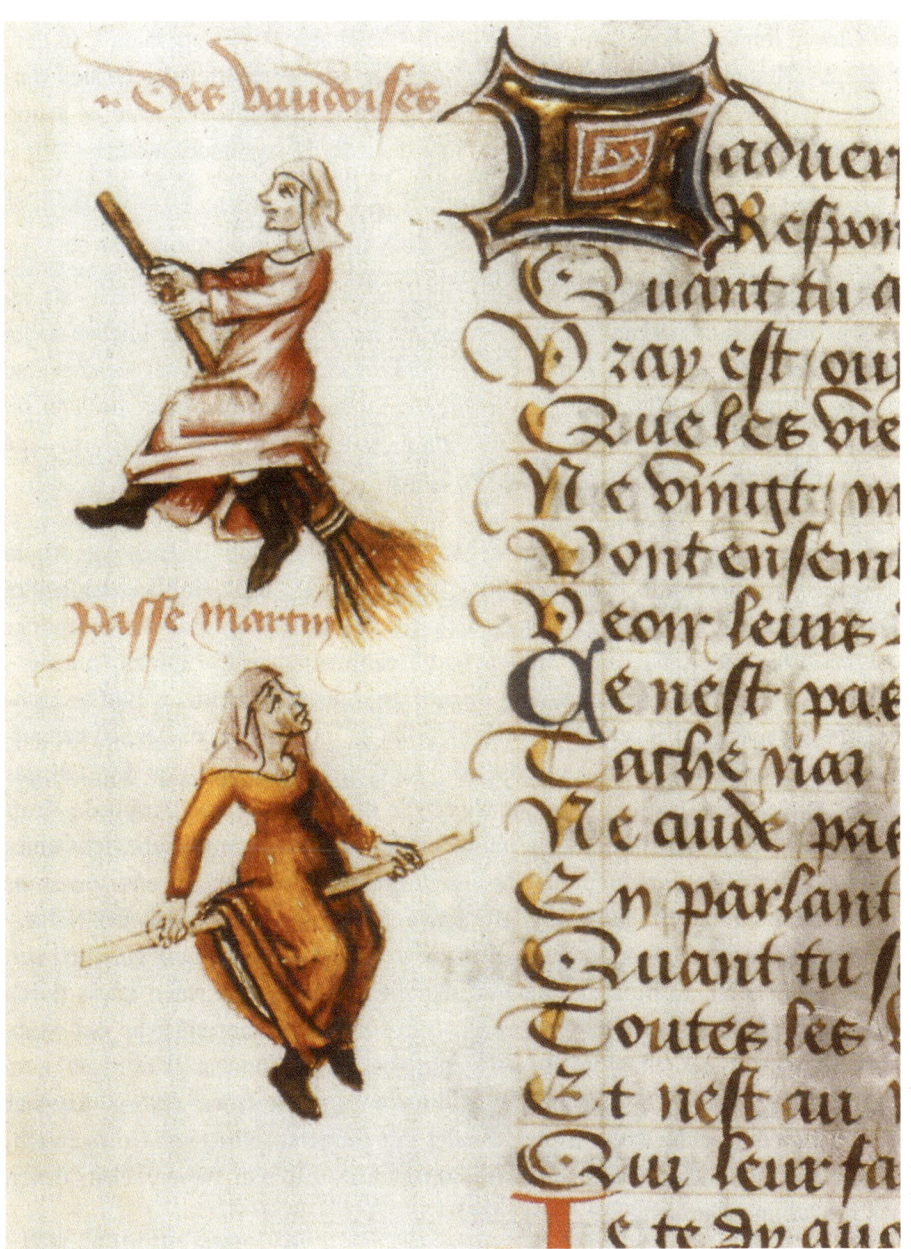

Des baudoises

passe martin

Hexenflug (Miniatur in einer Handschrift aus dem Jahr 1451)

Am 22. März 1614 wurde sie hingerichtet; vier Tage später folgte ihr Schneider Mergh, nach knapp einem Monat die Utscheider Hebamme Maria Hilgers, die zunächst nur als Zeugin der Anklage gedient hatte. Auch ihr wurden Heilsegen, sofern die positive Wirkung ausblieb, als Schadenzauber ausgelegt.

Von den Utscheider Heilerinnen verfügte die Hebamme sicher über das breiteste Repertoire. Sie dürfte auch kräuterkundig gewesen sein, aber diese reale Seite der Volksmedizin wird in der Prozessakte nicht angesprochen. Vermerkt sind im Wortlaut nur die Segensformeln. Bei Halserkrankungen wie der schöll (belegte, entzündete Mandeln), aber auch beim zapp (Angina) oder der breunt (Diphtherie) bemühte sie die Hilfe des heiligen Blasius, wobei sie eine geweihte Kerze vor das Gesicht des Kranken hielt und ihn durch die Flamme anblies. Bei Frauenleiden, unregelmäßigen Blutungen oder Gebärmutterentzündungen, pflegte sie im Segen die Krankheit und das erkrankte Organ durch die Gottesmutter als Personen anzusprechen. Maria Hilgers beherrschte auch die Kunst des „Messens" mit ihrem Kopftuch, wobei sie Heilige wie Gangolf, Valentin oder Lambertus anrief, sich als geeignete Segensspender zu zeigen.

Knapp entkommen – Katharina Keppler

Die Mutter (1547–1622) des berühmten Astronomen Johannes Kepler soll hart, zänkisch und streitlustig gewesen sein, im Alter zahnlos und schwatzhaft. Als ihr Mann sie nach 20 Jahren Ehe verließ, versuchte sie ihren Lebensunterhalt mit der Krankenpflege sowie mit dem Besprechen von kranken Tieren und Menschen zu fristen. Das machte sie ihren Söhnen verdächtig. Allerdings wagten sie es nicht sie anzuzeigen, das tat eine Frau aus der Nachbarschaft, die Katharina verleumdete, ihr einen Hexentrank verabreicht zu haben, der ihr nicht bekommen wäre. Eine andere Familie schlug in dieselbe Bresche, indem sie behauptete, Katharina sei daran schuld, dass ihr Sohn ein Krüppel geblieben sei. Eines Abends, so sagte die Mutter vor Gericht aus, sei ein schwarzer Vogel mit schrecklichem Brausen in die Stube gekommen, habe sich auf die Schultern des Kindes gesetzt und sie mit großen Augen angesehen. Familienangehörige brachten Katharina in Sicherheit, kaum, dass solche Gerüchte ihr Unwesen trieben. Doch das wurde der Frau als Eingeständnis ihrer Schuld auslegt. Als sie nach Leonberg zurückkehrte, wurde sie mit der Begründung verhaftet, sie habe ein Mädchen das Hexenwerk lehren wollen, den

Schulmeister durch einen Trunk geschädigt und allerlei Vieh verhext. Katharina Keppler entging dem Tod durch Verbrennen nur durch die Hilfe ihres Sohnes Johannes, der wiederholt für sie vor Gericht eintrat.

Hebammen als Sündenböcke

Mit der Nähe zu den existenziellen Lebensbereichen Geburt und Tod, mit ihrem Wissen um den weiblichen Körper, um Sexualität, Krankheit und Heilmittel besaßen Hebammen eine große Machtposition in einer Gesellschaft, die normalerweise der Frau wenig Macht zugestand. Kein Wunder, dass die Kirche großes Misstrauen gegen Hebammen hegte. Sie gerieten schnell in Verdacht, „Hexen" zu sein und das ungetaufte Neugeborene oder die schutzlose Gebärende in die Macht des Teufels zu bringen. So wurden viele Hebammen Opfer der Hexenverfolgungen. In Köln wurden zwischen 1627 und 1630 die Geburtshelferinnen der Stadt nahezu ausgerottet; mindestens jede dritte hingerichtete Frau jener Zeit war eine Hebamme. Kölner Prozessakten belegen, dass in schweren Krisensituationen Unglücksfälle, wie der Tod oder die ernsthafte Erkrankung von Neugeborenen, den Hebammen nicht als Kunstfehler, sondern als Schadenzauber ausgelegt wurden. Dadurch wurden sie zu Hexen, nicht wegen der Verbreitung des Wissens über die vielfältigen Möglichkeiten der Empfängnisverhütung beziehungsweise der Abtreibung in einem frühen Stadium der Schwangerschaft.

Diese Themen spielen in den Akten kaum eine Rolle – auch in anderen Städten nicht. Weil es Hebammen eher als anderen Frauen passieren konnte, dass ein mit ihrer Hilfe geborenes Kind in den ersten Tagen erkrankte und wenig später starb, waren sie in den Zeiten des Hexenwahns besonders gefährdet, und diese Gefährdung teilten sie mit anderen Heilkundigen, Frauen wie Männern. Da der „Krippentod" in den vergangenen Jahrhunderten etwas Alltägliches war, mussten Hebammen und andere Geburtshelferinnen fast notwendig in die Sündenbockrolle geraten, wenn sich in Krisenzeiten die Unglücksfälle mehrten.

Eine Kölner Hebamme wurde als Hexe beschuldigt, weil sie einmal einen Säugling, wohl bei der Taufe, angeblich zu fest gedrückt hatte; bald darauf war das Kind erkrankt und gestorben. Auch bei einer anderen Geburtshelferin reichte eine Nichtigkeit zur Anklage: Am Tag nach der Taufe habe sie der Wöchnerin das Kind vom Schoß genommen, wahrscheinlich, um es noch einmal zu untersuchen, aber dann sei es krank geworden und nach wenigen Tagen „gar elendig gestorben". Wenn die Hysterie groß genug war, konnte auch sinnvolles, medizinisch gebotenes Handeln zum Hexenverdacht führen.

Die aus den Spanischen Niederlanden stammende Hebamme Maria Renoit pflegte Neugeborenen kurz nach der Entbindung einen Klaps auf die Fußsohlen zu geben, um die Atmung in Gang zu bringen. Da man in Köln diesen Trick offenbar nicht kannte, wertete man ihn als Indiz für zauberische Absichten.

Wie rasch sich das Ansehen einer heilkundigen Frau von gut zu böse wandeln konnte und wie ein tragischer Todesfall ausreichte, um ein ganzes Lebenswerk zunichte zu machen, zeigt exemplarisch der Fall der Schul-Else aus dem Jahr 1672, die im Busecker Tal lange Jahre als geschätzte und kundige Frau zu den Bauern gerufen wurde. Mit ihren Kräuteraufgüssen hatte sie so manches Leiden gelindert, für fast alle Beschwerden hatte sie ein passendes Mittelchen parat, und als erfahrene Hebamme holte sie zahlreiche gesunde Kinder auf die Welt. Als sie eines Tages viel zu spät zu einer jungen Bäuerin gerufen wurde, konnte sie das Neugeborene nicht mehr retten. Mit diesem Schicksalsschlag war ihr guter Ruf dahin. Sie wurde beschuldigt, das Kind getötet zu haben, um seine noch unbefleckte Seele dem Teufel zu weihen und anschließend aus dem Kinderleichnam eine Hexensalbe zu kochen. Und auch die zahlreichen Geschwülste und Gebrechen, die sie all die Jahre so erfolgreich geheilt hatte, sollte sie den Menschen angeblich mit Hilfe von dämonischen Mächten zuvor angehext haben. Als Beweis galten allerlei giftige Pflanzen, die man in ihrem Haus und dem Kräutergarten fand. Die Schul-Else wurde schließlich gefangen genommen und gestand ihre Tat auf der Folterbank.

Zurück in die „Steinzeit"

Die Verdrängung der Frauen aus der Frauenheilkunde war gründlich und hatte fatale Folgen. Gebärhäuser, die Vorläufer der Frauenkliniken entstanden, und boten vor allem armen Frauen die Möglichkeit, zu entbinden. Unter welch erniedrigenden Umständen das geschah, dokumentiert ein Schreiben des Braumeisters Johann Gottlieb Tonndorff aus Jena an Herzog Carl August in Weimar im Juni 1779: „Nun Vater, auf euer Zureden gehe ich dahin, treffe ich aber den Zustand anders als ihr mir vorgebildet an, so laufe ich davon und gehe aus Verzweiflung ins Wasser. Hierauf begab sie sich weg und in das Haus, wo in Jena die Hebammen-Schule angelegt ist. Nach Verlauf von etwa einer Stunde kam diese meine Tochter außer Atem voller Bestürzung zurück, die Verzweiflung, der Schreck und die Alteration war in ihrem bleichen Gesichte abgebildet, mit einem Strom von Tränen, die ihr der gerechte Schmerz auspresste, sagt sie zu mir: Nun bin ich da, wo ihr mich hinschickt, gewesen, keine Hebamme habe ich nicht, sondern nur den H. Pof. Loder anfänglich angetroffen. Dieser brachte mich in eine Stube, und kaum befand ich mich darinnen, so kamen aus dieser Stubenkammer etliche 20 Studenten eingetreten, diese umgaben mich, ein neugieriger davon wollte so gleich den Anfang, unerwartet und unanständig mich zu betasten machen. Scham, Wehmut und gerechter Schmerz darüber, dass ich mich im Beisein so vieler junger Studenten in der Maße, die ich nicht beschreiben will, behandeln lassen sollte, nahm mich ein. Ich stieß den jungen Studenten zurück, eilte von Angst getrieben aus dieser Stube weg. Man wollte mich mit Gewalt zurückhalten, ich aber ließ meinen Mantel fahren und entkam aus diesem Hause und diesem mir bevorgestandenen unvergesslichen Schicksale, nie und nimmer gehe ich wieder dahin."

Mit diesem Schreiben an den Herzog versuchte der verzweifelte Vater, seine unehelich schwangere Tochter vor der Zwangseinweisung ins Jenaer „Accouchierhaus" zu bewahren, das kurz zuvor eröffnet worden war und bei betroffenen Frauen zum Teil Schrecken auslöste.

Männer ohne Feingefühl „verleibten" sich das Fachgebiet der Gynäkologie ein. Bis ins 19. Jahrhundert war es üblich, Frauen blind tastend unter der Bettdecke, „deren Enden sie sich wie eine Serviette um den hals banden, in dunklen Zimmern, oft mit verbundenen Augen" zu untersuchen. Da sie dabei nicht immer auf die nötige Hygiene achteten, stieg die Mütter- und Säuglingssterblichkeit stark an. Während des 18. Jahrhunderts starben allein in Wien Tausende von Frauen an Kindbettfieber, einer Leichengiftinfektion, welche in den ungewaschenen Händen der sezierenden Ärzte begründet lag. Erst Ende des 18. Jahrhunderts trat ein Wandel ein. Spezielle Ausbildungsstätten für Hebammen wurden gegründet, Hebammenvereine entstanden. Das ganzheitliche Wissen der weisen Frauen und Heilerinnen, die sich mit Kräutern, aber auch mit dem Handauflegen und Besprechen auskannten, spielte wieder eine Rolle – heute mehr denn je.

Literaturverzeichnis

Ditte und Giovanni Bandini: Kleines Lexikon des Hexenwesens, München 1999.
Rainer Beck (Hg.): Streifzüge durch das Mittelalter, München 1990.
Wolfgang Behringer (Hg.): Hexen und Hexenprozesse in Deutschland, München 2006.
Susanne Dieterich: Weise Frau. Hebamme, Hexe, Doktorin. Zur Kulturgeschichte der weiblichen Heilkunst, Leinfelden 2007.
Andrea van Dülmen (Hg.): Frauen. Ein historisches Lesebuch, München 1990.
Barbara Ehrenreich, Deindre English: Hexen, Hebammen und Krankenschwestern, München 2001.
Horst Fuhrmann: Einladung ins Mittelalter, München 2004.
Franz Irsigler, Arnold Lasotta: Bettler und Gaukler, Dirnen und Henker. Außenseiter in einer mittelalterlichen Stadt, München 2001.
Robert Jütte: Geschichte der Alternativen Medizin, München 1996.
Karfunkel: Kraut und Hexe, Nr. 1, Wald-Michelbach.
Bernt Karger-Decker: Die Geschichte der Medizin von der Antike bis zur Gegenwart, Düsseldorf 2001.
Bernt Karger-Decker: Gifte, Hexensalben, Liebestränke, Düsseldorf 2002.
Harry Kühnerl (Hg.): Alltag im Spätmittelalter, Augsburg 2006.
Hans-K. und Susanne Lücke: Die Götter der Griechen und Römer, Wiesbaden 2007.
Carl Meyer: Der Aberglaube des Mittelalters, Wiesbaden 2003.
Klaus Müller: Schamanismus. Heiler, Geister, Rituale, München 2001.
Ulrike Müller-Kaspar: Katzen, Kröten, Schornsteinfeger. Das kleine Handbuch des Aberglaubens, München 2001.
Roland Pauler: Leben im Mittelalter, Darmstadt 2007.
Ferdinand Seibt: Glanz und Elend des Mittelalters, o. O., o. J.
Shulamith Shahar: Kindheit im Mittelalter, Reinbek 1993.
Annerose Sieck: Geschichte der Medizin, München 2005.
Rudolf Simek: Götter und Kulte der Germanen, München 2004.
Angela Troni (Hg.): Feuer sprühe – Kessel glühe. Ein Hexenkochbuch, Berlin 2002.
Christa Tuczay; Magie und Magier im Mittelalter, München 2003.